远海环境下健康教育手册

主　审　陆小英　张玲娟

主　编　李海燕　李　蓉

副主编　陈晰辉　刘　静　朱俊蓉　张　雷

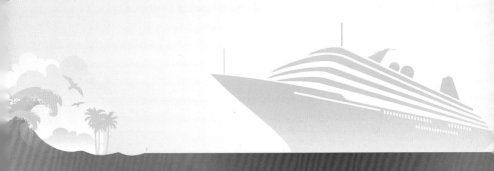

科学技术文献出版社

SCIENTIFIC AND TECHNICAL DOCUMENTATION PRESS

·北京·

图书在版编目（CIP）数据

远海环境下健康教育手册 / 李海燕, 李蓉主编. —北京：科学技术文献出版社，2023. 2

ISBN 978-7-5189-9731-2

Ⅰ. ①远… Ⅱ. ①李… ②李… Ⅲ. ①海洋环境—健康教育—手册 Ⅳ. ① R193-62

中国版本图书馆 CIP 数据核字（2022）第 199915 号

远海环境下健康教育手册

策划编辑：薛士滨 责任编辑：钟志霞 周可欣 责任校对：王瑞瑞 责任出版：张志平

出 版 者	科学技术文献出版社	
地 址	北京市复兴路15号 邮编 100038	
编 务 部	（010）58882938，58882087（传真）	
发 行 部	（010）58882868，58882870（传真）	
邮 购 部	（010）58882873	
官 方 网 址	www.stdp.com.cn	
发 行 者	科学技术文献出版社发行 全国各地新华书店经销	
印 刷 者	北京地大彩印有限公司	
版 次	2023 年 2 月第 1 版 2023 年 2 月第 1 次印刷	
开 本	850×1168 1/32	
字 数	136千	
印 张	7	
书 号	ISBN 978-7-5189-9731-2	
定 价	88.00元	

编委会

主　审：陆小英　张玲娟

主　编：李海燕　李　蓉

副主编：陈晰辉　刘　静　朱俊蓉　张　雷

编　者（以姓氏笔画为序）

王琳琳　朱俊蓉　刘　静　刘益群　刘浩怡　祁　智[1]

李　蓉　李海燕　何建乔　何潇敏　张　闯　张　雷

陆嘉溪　陈梦晨[2]　陈晰辉　周茹珍　房　贺　郝建玲

胡文琳　秦盛斐[3]　顾　操[4]　顾秀荣　徐　立　徐　岚

徐晓婉　翁艳秋　鲍丽龙　谭雨豪　薛　燕

1　海军军医大学第三附属医院
2　海军第九二九医院
3　同济大学附属上海市第四人民医院
4　上海新视界中兴眼科医院
其他编者单位均为海军军医大学第一附属医院

序

PREFACE

防病胜于治病，远海环境特殊，要想更好地坚守自己的岗位并安返陆地，就需要详细了解并掌握健康知识。因此，本书集结了各路专家，面向远海环境，结合自身经验，为大家编撰此书。学习健康本领，增长健康智慧，实现健康行动，享受全新健康的理念。

远海环境高盐、高温、高湿，具有面积狭小、设施缺乏、交通不便等特点，任务人员长期远离大陆，在这样的环境中工作，容易形成各种躯体症状及消极情绪、负性思维等心理方面问题。由于医护人员数量有限和任务人员的不重视，可能会引起不良后果。针对相关致病因素，开展积极的自我保健是预防疾病、提高健康水平的有力措施。

本书从疾病应对和健康维护两大部分 45 个章节进行健康教育，包括五官科、骨科、消化科、泌尿科、皮肤科、心血管科、妇科、内分泌科等常见病的预防和治疗，以及心理卫生、睡眠质量等多方面的健康保健知识，以生动的图示、通俗易懂的语言阐述远海环境下任务人员的自我保健及健康防病的有效措施。

很感谢编者们精心编写《远海环境下健康教育手册》。希望本书可以帮助广大远海任务人员掌握必要的卫生常识和保健知识，推行健康的生活方式，矫正不良的行为习惯，提升心理素质和抵抗特殊环境压力的能力，把打开健康之门的金钥匙紧握在手中，更好地适应远海环境，以高效、圆满地完成各项任务。

海军军医大学第一附属医院

血管外科主任　陆清声教授

前言
FOREWORD

近年来，随着对外交流的不断发展，越来越多的远海任务随之而来。面对陌生的环境，任务人员的心身健康是完成任务的必备条件。为了让任务人员更好地应对远海任务期间各种疾病，做好个人健康维护，我们编写了《远海环境下健康教育手册》这本书。

全书共分为两个部分，第一部分为疾病应对篇，主要介绍远海任务人员常见疾病的病因、表现、检查和治疗手段等，包括过敏性鼻炎、腰腿痛、腰椎间盘突出等。第二部分是健康维护篇，主要针对远海环境下生活和情绪的管理，包括预防血栓、正确刷牙、缓解视疲劳、预防晕船等。本书采用科普的语言并穿插图画，以一问一答、通俗易懂的方式呈现给读者，为远海任务人员的自我健康维护提供参考依据。

2022 年，对于上海来说，是一个非常不平凡之年。特别感谢各位编者，一边在临床一线抗击疫情，一边努力完成书稿的编写工作。平时保健康，战时保打赢，是每一位医护人员的神圣使命！相信经过大家的共同努力，我们一定可以打赢这场疫情战！在此诚挚感谢各位编者的辛勤付出！

远海环境下遇到的问题甚多，由于我们水平和经验有限，编写此类科普书可能还存在诸多不足，敬请各位读者批评指正！

李海燕　李　蓉

目录

CONTENTS

第二篇　健康维护篇

第一篇

疾病应对篇

日常生活中，小病小痛在所难免。但在特殊的远海环境下，医疗资源相对不丰富，我们掌握一些常见疾病的相关知识，做好及时应对，是非常必要的。

第一章　五官科

你有没有发现自己看东西时间长了，眼睛发干？有没有太累的时候，随便刷刷牙倒头就睡？远海环境下，高强度的工作导致用眼过度，以及长时间缺乏新鲜蔬菜和水果，机体抵抗能力明显下降，如果不注重口腔卫生保健，还容易引起口腔疾病。

第 1 节　近视眼需尽早预防

常年在远海工作的小张同志，终于可以回家探亲，但面对 7 岁的儿子却差点认不出来，小小的鼻梁上架着一副大大的眼镜。"这是咋了？"原来，他不在家的这段日子，孩子特别喜欢看电视，没多久就近视了。

2020 年，我国将"青少年近视防控战略"上升为国家战略，说明我国近视眼发病率非常高。有关数据报道，目前小学阶段孩子的近视率达到 50%，初中阶段达到 70%，高中阶段达到了 90%，这是一组很可怕的数据，为什么这么说呢，接下来让我们来看看近视到底有哪些危害？

一、近视的危害

随着近视的增长，眼轴拉长，视网膜和脉络膜变薄，从正常眼底（图1-1-1）与高度近视眼底的图片（图1-1-2）对比中我们可以看出，高度近视眼底的脉络膜变薄，甚至出现局部缺损，给人一种满目疮痍的感觉。

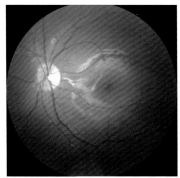 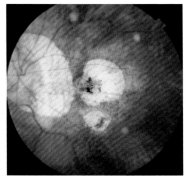

图 1-1-1　正常眼底　　　　图 1-1-2　高度近视患者的眼底

高度近视是一个渐进的过程，大大增加了其他各种眼病的发生率，比如白内障会比一般人更早发生，青光眼的发病率明显高于正常人，发生视网膜脱离的可能性是正常人的30倍之多，黄斑疾病发生率大大提高，还有其他一些大家不太熟悉的眼病也很容易出现在高度近视眼患者身上。总之，高度近视危害很大，到晚期是可以致盲的。所以有效的近视防控方案可以避免眼睛滑向高度近视的深渊，减少眼部疾病的发生。另外，虽然成年后可以做近视手术，但近视手术仅仅是改变患者的屈光状态，并没有办法逆转这一系列因为高度近视引起的眼部病理改变；而且近视度数过高，成年后的近视手术方案选择余地也将非常有限，甚至无法进行近视手术。

二、为什么要早早控制近视？

我们为什么要早早控制近视呢？因为我们的眼球从出生后就是一个不断近视化的过程，学龄前孩子往往有远视，那是因为眼轴比较短，但随着孩子的生长发育，眼轴也在不断增长，如果在小学阶段就得了近视而且不加任何预防控制的话，那么到 18 周岁发展为高度近视的概率基本就是 100%。我们通常将度数大于600° 定义为高度近视，6～10 岁是近视防控的关键时期，因为这个阶段孩子开始大量近距离用眼，孩子眼轴也会有一个很快的增长，稍不注意就会近视，所以预防近视一定要从娃娃抓起。目前国家"双减政策"的推出也是跟近视防控的国家战略一脉相承的，减少孩子近距离用眼，降低近视发生率。假如孩子 8 岁开始近视，采用不同的防控手段，后期每年增长的度数也会不同，当他们 18 岁时，近视度数可能会相差 800° 甚至更多（图 1-1-3）。

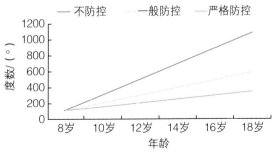

图 1-1-3　孩子 8 岁开始近视采取不同程度防控手段后近视增长效果的差异

三、近视危害这么多，该怎么防控近视呢？

把近视控制在 600° 以内，可以降低 74% 的白内障风险、67% 的青光眼风险、99% 的黄斑病变风险、98% 的视网膜脱离风险。

近视防控科技在进步，十多年前，因为局限于设备及手段，除了户外活动，注意姿势距离等，眼科医生对于近视防控基本处于无能为力的状态。

目前对于近视的公认防控办法有以下几种：

（1）控制近距离用眼时间，每看 20 分钟书本或屏幕需休息或远眺一段时间。

（2）增加户外活动的时间，尽量做到每天 2 小时户外活动，因为户外光照强度远远大于室内，光照可以使眼球产生抑制眼轴增长的多巴胺。

（3）使用低浓度阿托品眼液控制近视，研究表明，阿托品眼液可以抑制巩膜增长，从而抑制近视增长。

（4）近视后采用角膜塑形镜防控，角膜塑形镜是目前公认的控制近视增长最有效的手段，但需要在医生的指导下使用，价格相对昂贵。

（5）配戴近视离焦镜，效果略差于角膜塑形镜，但是框架镜的佩戴不存在感染风险，价格也较昂贵。

（6）目前最新的防控手段是哺光仪，通过红光照射每天 6 分钟，增加脉络膜血供，可以有效控制眼轴增长。

近 5 ～ 10 年，随着角膜塑形镜、近视离焦镜等技术的推广，近视防控进入可控阶段，从原来每年 100° 以上的增长到控制在每年 50° 左右。随着眼科设备的发展，治疗理念的更新，儿童近视进入了可防阶段，所以近视慢慢地进入了可防可控阶段。相信在不久的将来，近视能够真正进入可治阶段。

（顾 操）

第 2 节 眼睛总是发干

战舰在大海中前行，时而上时而下，海面的风吹着年轻战士黝黑的脸，战士眯着眼，目光是如此的坚毅，清澈的爱，只为中国！这是描写一位常年在舰艇上执勤的海军战士，海风让他眯着双眼，这样可以防止眼睛干涩。

眼睛干涩已不再是老年人独有的问题了，很多年轻人上班对着电脑，下班就窝在沙发里看手机，不经意间就熬到了深夜。如果常出现眼睛干、涩、痛、痒、红、灼、有异物感、视力下降等表现（图 1-1-4），当心是干眼症找上门了！

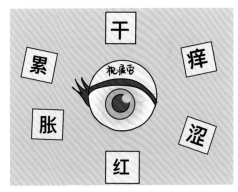

图 1-1-4 干眼症常见表现

一、眼睛为什么会缺水？

正常情况下，泪液在眼球表面均匀地涂布，形成一层液体的薄膜层，叫泪膜（图 1-1-5）。泪膜由外向内分为三层：脂质层、水液层和黏蛋白层。

脂质层的作用是防止泪液直接与空气接触而减少蒸发；水液层的作用是保持眼球的湿润；黏蛋白层的作用是降低泪膜的表面张力，使泪膜不容易破裂，延长泪液涂布在眼球表面的时间。

泪膜中的任何一层出现问题，都有可能导致干眼症。

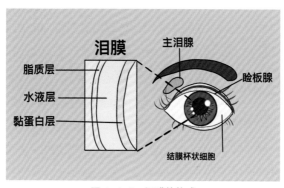

图 1-1-5　泪膜的构成

二、干眼症为啥找上年轻人？

近年来，随着人口老龄化、环境污染、电脑电视的普及，干眼症的发病率正以每年大于 10% 的速度上升，患病人群的年龄也越来越年轻，目前干眼症已经成为临床上最常见的眼部疾病。

一般来说，泪膜能维持 10 秒，然后破裂，再通过眨眼的动作重新形成泪膜。

正常人每分钟眨眼约 20 次，但如今电子产品的普及化，各个年龄层的人都几乎手机不离手，一盯就半天不眨眼，随着眨眼次数减少，或是长时间不眨眼，容易导致泪膜张力的受损，甚至导致泪膜破碎，最终引起干眼症，特别是办公室人群，长期过度疲劳、熬夜、不注意眼部卫生等，成为高发群体。

三、眼睛干涩就是干眼症吗？

干眼症的学名是角结膜干燥症。

出现眼睛干涩，并不等于患了干眼症。短期出现眼睛干涩，可通过改善生活习惯来进行干预，而确诊干眼症还需要进行临床检查。干眼症一旦确诊，不能治愈，只能缓解。

四、干眼症常见的检查方法

1. 泪液分泌试验

Schirmer 试验，通过有刻度的试纸放在结膜囊中，观察 5 分钟，看泪液的长度，正常值为 10～15 mm，5～10 mm 为低分泌，小于 5 mm 为干眼；泪膜破裂时间小于 10 秒为泪膜不稳定。

2. 通过干眼仪或泪膜干涉成像仪检测

了解泪膜脂质层，干眼症尤其脂质缺乏性干眼症患者可见泪膜脂质层异常，与标准图像比照可推测干眼严重程度。

五、得了干眼症怎么办？

眼睛有异物感、怕光、流泪、发红、酸胀、刺痛甚至有烧灼感，视力出现波动，看东西不能持久……这些都是干眼症的临床症状。但需要注意的是，眼睛不适时，不要随意乱滴眼药水。很多长期使用电脑的工作人员，一旦发生眼干、眼涩、疲劳不适，第一时间想到的就是去药店买眼药水。过度使用眼药水，成为人们最容易踏入的误区。目前很多眼药水都含有防腐剂，这些物质可对眼表的细胞产生损害，甚至比长时间刷手机看电脑带来的伤害还要大。

1. 多眨眼

操作电脑、驾车、读书等长时间用眼时，提醒自己不要太过专注，花些时间眨眼睛。一般大多数人 5 秒眨一次眼，每分钟眨眼约 20 次。

2. 做眼保健操

工作或者休息间歇，见缝插针做眼保健操，可以促进眼部的血液循环，放松眼部肌肉，对于缓解眼疲劳、预防干眼症都很有用。

3. 热敷

早起或睡前使用温热的毛巾敷眼，每次 10 ~ 15 分钟，利于睑板腺油脂的分泌和促进眼部血液循环，这是简便又省钱的方法，坚持一周以上，能有效改善干眼症状。

4. 给眼睛开"小灶"

维生素 A、维生素 C、维生素 D 等是维护眼睛健康的重要养分，有助于防止角膜干燥、眼干涩以及视力下降等，钙、锌等矿物元素参与眼球的构成。因此，应多食用新鲜蔬菜、水果、坚果、豆制品、鱼、牛奶等，可有效预防干眼症或缓解干眼症状。

5. 人工泪液

人工泪液是模拟人体泪液成分做出的一种滴眼液，可以润滑眼球表面，有效缓解眼睛干燥、干痒、干涩等症状，但要注意一天使用最好不超过6次，过多使用会把正常的泪膜冲走，从而加重症状。由于不同类型干眼的原因和发病机制不同，其所应用的人工泪液种类也不同。例如，聚乙二醇是治疗黏蛋白缺乏型干眼的人工泪液，羟糖甘是治疗脂质层异常所致蒸发过强型干眼的人工泪液。

6. 调整电脑的摆放位置和显示器角度

对于经常用电脑的朋友，可以在工作时调整电脑的摆放位置和显示器角度，使眼睛与显示屏之间的视角呈俯视角度，这样的角度可以减少眼球暴露在空气中的表面积，有效缓解眼部干涩。

7. 佩戴湿房镜

长时间配戴隐形眼镜会使泪液分泌减少，因此戴隐形眼镜的人总会感觉眼睛干干的。提倡多风的日子或长时间看屏幕的时候可以佩戴湿房镜。

（顾 操）

第 3 节　被过敏性鼻炎困扰的每一天

过敏性鼻炎是一种全球范围内的高发病。鼻腔作为上呼吸道的"门户"器官，与外界环境相通，受外界环境刺激易引发鼻腔免疫反应，也就是"过敏"。常伴有鼻痒、打喷嚏、流清水鼻涕、鼻塞，甚至眼痒、耳痒。严重时会影响日常生活质量、工作效率，并造成医疗负担。远海工作环境中空气湿度大易滋生螨虫和霉菌，海鲜的摄入及气温的波动等因素，都增加了该病的患病率。另外，由于缺乏认知，很多人误以为是感冒所致，自行药物治疗常常难以缓解症状，造成病情延误，错失正规治疗时机！

一、过敏性鼻炎的分类及病因

过敏性鼻炎是存在过敏性体质的个人与过敏原（图 1-1-6）接触后产生的鼻部过敏症状，包括季节性过敏性鼻炎和常年性过敏性鼻炎。

人类生存的环境空气中存在各种难以避免的过敏原，如春秋季是植物开花播粉的季节，常见的过敏原包括花粉、树木、艾蒿，对于春秋季出现鼻过敏症状的人群，多为季节性过敏性鼻炎；而另一部分人群对螨虫、粉尘、真菌、动物毛屑、冷空气、海鲜等过敏，由于这些过敏原在日常生活中较为常见，故这样的过敏性鼻炎一般会常年存在，即常年性过敏性鼻炎。

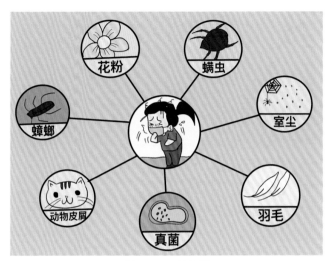

图 1-1-6 过敏原

二、如何预防过敏性鼻炎？

最有效、最简单的方法就是避免接触过敏原！

对于季节性过敏性鼻炎，在春、秋季节，患者应尽量减少室外运动，尽量减少开门窗，如果必须要外出，应该做好防护措施，如佩戴口罩、护目镜、面罩等，外出回来后注意清洗衣服。

对于常年性过敏性鼻炎，生活中需注意居住环境卫生，定期换洗、暴晒床单、被罩、沙发套、地毯等易滋生、窝藏尘螨、真菌、毛屑的生活用品，注意净化室内空气，减少居住环境中的粉尘颗粒。

另外，健康的身体、规律的作息、适量的运动可以提升过敏体质患者应对过敏原的抵抗力。

三、如何治疗过敏性鼻炎?

如何合理用药,希望大家结合耳鼻喉科医生建议,切勿私自用药。目前治疗过敏性鼻炎的方式主要为免疫治疗、药物治疗。

1. 免疫治疗

就是我们常说的脱敏治疗,目前只有针对螨虫过敏的免疫治疗方法较为有效。对其他事物过敏,免疫治疗尚无有效的方法。

2. 常用的药物治疗方法

常用的药物治疗方法无法根治过敏性鼻炎,只能起到控制鼻部过敏症状的作用,但在一定程度为患者减轻了疾病负担,降低了并发症的发生率,为患者追求高质量生活和工作起到较好的辅助作用。

(1)鼻腔冲洗(图1-1-7):鼻腔冲洗能够去除鼻腔内过敏原及炎性物质,降低致敏反应,是目前耳鼻喉科医生推荐的鼻腔护理方法。

(2)鼻用糖皮质激素:激素有抗过敏作用,是目前治疗过敏性鼻炎最为推荐的有效药物。其局部药效高,全身不良反应小,可以放心、长期使用;

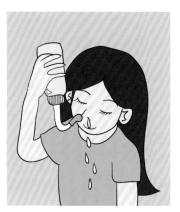

图1-1-7 鼻腔冲洗

鼻喷剂常用糠酸莫米松鼻腔喷雾剂、复方氟替卡松鼻腔喷雾剂、布地奈德鼻腔喷雾剂等。

（3）抗组胺类药物：包括口服药和鼻喷药两种。口服抗组胺药主要有依巴斯汀片、氯雷他定片、西替利嗪片等；鼻喷剂常用盐酸氮卓斯汀。

（4）白三烯受体拮抗剂，常用药物包括：孟鲁司特、扎鲁司特等，可以改善鼻塞、打喷嚏和流鼻涕症状。

（何建乔）

第4节 不容忽视的"嗓子痛"

众所周知，"嗓子痛"（图1-1-8）是日常生活中较为常见的一种病症。每当季节交替、气温波动时，细菌和（或）病毒感染人体上呼吸道引发的感冒、扁桃体炎、急性咽喉炎、鼻窦炎等都可以导致"嗓子痛"。但言及其中一种"嗓子痛"——急性会厌炎，所有耳鼻喉科医生都会为之色变。急性会厌炎是耳鼻喉科急、重症之一，病情发展迅速，若救治不及时，极短时间内即可危及生命，病死率极高。远海医疗资源相对匮乏的情况下，更应该深入对该病科普，避免不必要事故的发生。

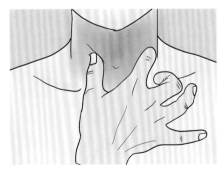

图1-1-8 嗓子痛

一、为什么会厌对"咽喉要道"会产生不利影响？

正常呼吸过程中，鼻腔是上呼吸道与外界气体接触的"门户"，口咽、喉咽是气体运输的"通道"，实现肺部与外界进行气体交换，以维持人体最基本生命活动。其中，喉咽内双侧声带之间的间隙（声门裂）是整个上呼吸道最为狭窄的平面，此狭窄平面对吸入和呼出的气流通过量具有显著的"掌控"作用，故有"咽喉要道"之称（图 1-1-9）。

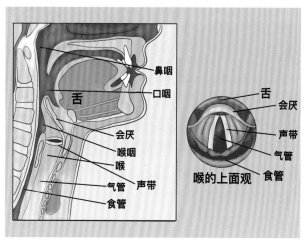

图 1-1-9　上气道及其局部解剖

会厌位于"咽喉要道"（声门裂）的前上方，犹如活动的"屏风"。在进食过程中进行吞咽动作时，会厌遮盖喉咽，避免食物进入气道，对上气道造成短暂的生理性阻塞，即吞咽时呼吸短暂停止，对生命没有构成威胁。当急性会厌炎发病较为严重时，会厌充血肿胀可对喉腔气道造成占位影响（图 1-1-10），引发病态的持续性气道部分或完全阻塞，较短时间内即可导致患者呼吸困难或窒息死亡。

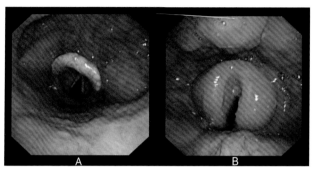

图 1-1-10　正常人会厌（A）与急性会厌炎患者（B）对比

二、什么是急性会厌炎？

急性会厌炎是以会厌为主的声门裂上喉咽黏膜急性非特异性炎症，又称急性声门上喉炎，患者常于春、秋季节发病，各年龄阶段均可患此病，青年男性较为常见，其具有突然发病、进展迅速、易造成"咽喉要道"阻塞的特点。

三、急性会厌炎的病因是什么？

大多数是由 B 型嗜血流感杆菌、金黄色葡萄球菌、链球菌等感染所致，鼻腔、口咽部炎症可迁延至会厌引发该病，如急性鼻窦炎、急性扁桃体炎、急性咽喉炎等；小部分为药物或食物过敏、喉部外伤、异物、有害气体等导致。

四、急性会厌炎有哪些表现?

主要表现为咽喉疼痛（吞咽时疼痛加重），部分患者于睡眠中因疼痛或呼吸困难惊醒，患者常伴畏寒、发热、精神萎靡、乏力、进食减少、流涎，部分患者说话存在含糊不清的特点，病情严重者可出现吸气性呼吸困难、休克甚至死亡。

五、如何预防和治疗急性会厌炎?

日常生活中需注意保持健康生活，加强锻炼，增强机体免疫力；保持口腔卫生；戒烟酒；少吃辛辣刺激食物；如出现嗓子痛、吞咽疼痛或呼吸困难症状的患者，建议积极于耳鼻喉科就诊，医生需借助间接喉镜或电子喉镜对会厌进行可视化查体来确诊此疾病，避免单纯内科就诊造成治疗时机的延误。

急性会厌炎的治疗需保持呼吸道通畅，早期、联合、足量应用抗生素，同时合并激素冲击治疗，必要时需行紧急气管切开手术辅助呼吸。如就诊或抢救不及时可导致患者窒息死亡，而这些诊疗措施是患病群体难以独自参与干预治疗的，所以如果出现"嗓子痛"，积极就诊是不容忽视的环节！

（何建乔）

第 5 节　牙齿上的小黑斑

牙齿是人身体最坚硬的器官，也是我们赖以生存最重要的器官之一，但很多人的牙齿上会看到一个一个的小黑斑，被老百姓称为"蛀牙"或"虫牙"，医学上称为龋齿。龋齿是一种慢性疾病，早期因没有症状不易察觉，随着病程进展，可影响咀嚼，妨碍消化，从而危害人的健康。

一、牙齿的结构（图1-1-11）

人的一生有两副牙齿，第一副为乳牙，有20颗；第二副为恒牙，有28～32颗。恒牙将伴随我们一生，一旦损伤或脱落便再无天然牙可替换。牙齿由外向内可分为牙釉质、牙本质和牙髓。

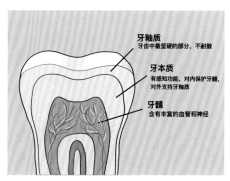

图1-1-11　牙齿的结构

二、龋齿产生的四联因素（图1-1-12）——缺一不可

1. 宿主

是指我们人体自身。龋齿的程度主要体现在我们自身抗御能力的差异，如有的人注重口腔卫生，牙齿的钙化程度较好，不容易产生龋齿；而有的人牙齿排列不齐，喜吃甜食，又不好好刷牙，就容易发生龋齿。

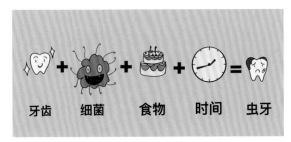

图 1-1-12　龋齿产生的四联因素

2. 细菌

老百姓说的"虫牙"真的是"虫子"吃了自己的牙吗？当然不是，但这个比喻很贴切。龋齿其实是一种细菌感染性疾病，而且这种细菌还不是单一的一种，而是多种细菌分层排列、整体生存的微生物生态群体，叫作牙菌斑。牙菌斑防御能力强，难以清除，对牙体组织具有破坏能力。

3. 饮食

由于没有好好刷牙，很多食物残渣停留在牙齿的沟沟坎坎，这也是龋齿的好发地。食物残渣中，牙菌斑最喜爱里面的糖类（又叫作碳水化合物），一部分糖类被分解后产生酸，而牙釉质是不耐酸的，遇到酸之后脱钙、软化，一步一步被破坏。

4. 时间

龋齿的产生需要一个漫长的、日积月累的过程，一般从开始到发现龋洞需要 1.5 ~ 2 年。今天吃巧克力了或者吃蛋糕了都不至于形成龋齿，而是漫长的时间给了细菌足够的破坏能力。更重要的是，每次在吃完食物之后都留有一小部分糖让牙菌斑细菌群欢呼雀跃的话，龋齿的进程就更加快了。

三、牙痛不是病，痛起来真要命（图 1-1-13）

1. 敏感刺激

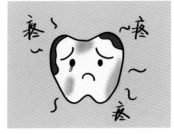

图 1-1-13　牙痛了

当牙菌斑和食物碰撞后产生的酸将牙齿最外层的保护壳——牙釉质腐蚀后，失去保护层的牙齿，任何冷热酸甜等刺激都会很容易传到牙髓，而牙髓的反应都是同一种感觉——痛。越深的龋齿，对一些敏感刺激的反应越强烈。

2. 龋齿加重

当牙菌斑细菌群的大军越过牙釉质、牙本质，进攻到牙髓时，牙髓内的神经发出反应——痛。这个痛可能是一阵一阵的，也可能是持续的，有时疼痛还会放射使同侧的脸、脑袋都痛，总之是"疼起来真要命"的那种。

四、如何预防龋齿？

1. 减少糖类的摄入

在生活中，不只是平时说的巧克力、糖块含有大量的糖分，很多零食、饮料、饼干，甚至蛋糕中也有大量的糖分，一定要降低这类食物的食用，并在食用后及时漱口或刷牙。

2. 注重口腔卫生

主要是早晚刷牙，饭后漱口。饮食后，及时将口腔内的食物残渣清除掉，不给牙菌斑和食物相处的机会。

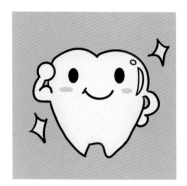

图 1-1-14　健康的牙齿

3. 定期进行口腔检查

定期口腔检查，及早发现隐匿的龋病，将龋病扼杀在摇篮里，让自己有一口健康的牙齿（图 1-1-14）。

（李　蓉）

第二章　皮肤科

皮肤病的高发主要与远海特有的高热、潮湿气候有关，大量出汗后，如果衣袜更换不及时，极易滋生细菌。另外，岛礁的生态环境独特，蚂蚁等昆虫缺乏天敌，繁殖速度较快，因此导致虫咬性皮炎的发病率明显高于内陆。

第 1 节　擦伤后的处理

皮肤是我们人体最外层的组织，直接同外界环境接触，具有保护、排泄、调节体温和感受外界刺激等作用。皮肤展开的表面积很大，是人体中最大的器官。由于皮肤直接同外界接触，因此受到损伤的可能性最大，其中擦伤是远海作业中最常见的皮肤损伤之一。

一、什么是擦伤？

擦伤是指皮肤受到粗糙物体摩擦导致的皮肤及皮下组织的损伤。擦伤常见部位为膝盖、肘部、手掌及小腿。擦伤后的皮肤有不同层次的组织受损，可表现为出血、组织液渗出、疼痛等。擦伤后患处往往活动受限且有疼痛，对患者的正常生活和工作均会造成影响。因此，及时正确地处理擦伤对促进伤口恢复，减轻患者疼痛非常有必要。

二、皮肤的正常结构（图1-2-1）

皮肤分为表皮和真皮两层，表皮在皮肤表面，属复层扁平上皮，表皮又可分成角质层和生发层两部分。已经角质化的细胞组成角质层，脱落后就成为皮屑。生发层细胞不断分裂，能补充脱落的角质层。生发层有黑色素细胞，产生的黑色素可以防止紫外线损伤内部组织。真皮则是致密结缔组织，有许多弹力纤维和胶原纤维，故有弹性和韧性。真皮比表皮厚，有丰富的血管和神经。皮肤下面有皮下组织，属疏松结缔组织，有大量脂肪细胞。皮肤还有毛发、汗腺、皮脂腺、指（趾）甲等许多附属物。

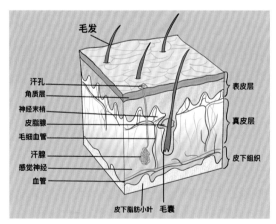

图1-2-1 皮肤的结构

三、不同深度擦伤的表现

根据皮肤损伤的深度不同，擦伤后的表现也有不同。

1. 轻度擦伤

损伤程度仅为表皮层，由于此层皮肤没有血管，所以擦伤之后往往没有出血，但其中角质层受到破坏后会有较多的清亮渗液自伤口流出。擦伤没有直接损伤神经末梢，但由于局部的炎症反应会刺激下层的神经末梢，所以轻度擦伤也会有疼痛，甚至剧痛的感觉。轻度擦伤不损伤皮肤的正常解剖结构，因此，理论上可以自我愈合。

2. 中度擦伤

伤及皮肤真皮层，由于血管、神经等组织均受损，因此表现为出血、剧烈疼痛，甚至由于小动脉的损伤破裂，可能表现为较大量的出血。中度擦伤之后，皮肤的正常结构受到破坏，需要依赖毛囊、汗腺等器官根部的干细胞分化修复，擦伤愈合之后往往遗留瘢痕。

3. 重度擦伤

深达皮肤全层，甚至伤及皮下的肌肉、肌腱、骨骼等组织，因此除前述的出血、渗出、红肿、疼痛等表现外，重度的擦伤还会表现为损伤部位畸形、活动障碍等。此时，皮肤的全层结构已损伤，不能自行修复。直径小于 3 cm 的创面修复依赖于周围皮肤的细胞增殖迁移封闭创面，而直径大于 3 cm 的擦伤则不能自行愈合，往往需要手术植皮或皮瓣修复。

四、擦伤后的处理

根据皮肤擦伤深度及严重程度的不同，擦伤之后处理也有不同。

1. 创面较小

若擦伤后创面较小，伤口干净且不深，可先用清水将伤口周围冲洗干净，用干净的纱布把伤口周围擦净，再用棉签或棉球由内向外涂抹碘伏或洗必泰等消毒液消毒至少两遍，用干净的纱布或敷料覆盖伤口，胶带固定即可。纱布内层最好选用不粘皮肤的凡士林纱布覆盖，以防止下次换药时粘连皮肤，造成疼痛以及对创面的损伤。此后根据伤后渗出情况决定换药频次，一般需要每 2 天换药一次，如果伤口渗出较多，外层纱布渗湿，则需要增加换药频次，每日换药 1～2 次，直至创面愈合。

2. 伤口较浅

若擦伤创面伤口较浅，但创面有油污、泥土、砂石等污物时，需要先用肥皂水冲洗创面，再用清水将表面残留的肥皂水冲洗干净，并擦干，最后将创面由内向外涂抹碘伏或洗必泰等消毒液消毒两遍，然后用干净的纱布或敷料覆盖伤口并固定。每日换药 1～2 次，直至创面愈合。如果伤口污染严重，需要注射破伤风抗毒素血清，并给予抗生素治疗。

3. 伤口较深

若擦伤创面深度较深，出血较多，需要先用无菌或干净的纱布覆盖创面，并适当加压以止血，然后再用生理盐水冲洗创面。如创口中有异物，如煤渣、细沙、泥土等，可用已消毒的硬毛刷将异物洗净，创口用双氧水给予消毒，然后用凡士林纱布覆盖创口，严重时要注射破伤风抗毒素血清，并给予抗生素治疗。如果伤口较大或深度较深，需要进一步去医院就诊，特别是经 3～4 周换药后仍未愈合的创面，往往意味着擦伤深度较深，需要植皮或皮瓣等外科手术修复创面。

五、擦伤后的注意事项

（1）擦伤之后，建议擦伤部位减少活动并适当抬高，特别是发生在下肢部位的擦伤。

（2）擦伤之后禁用老鼠油等各种土方及牙膏、鸡蛋清等，因为这些土方不能够促进创面愈合，反而增加感染风险。

（3）擦伤之后的创面，一般建议进行包扎并定期换药，而不建议直接暴露在空气中，因为暴露在空气中会加大感染的概率，影响创面的愈合。

（4）接触创面的消毒液建议选择碘伏、洗必泰等不含酒精的消毒液。酒精、碘酒、碘酊等由于含有影响创面愈合的酒精等成分，可以用在伤口的周围或者皮肤完整的创面。

（5）糖尿病患者由于创面不易愈合，因此不论擦伤面积大小，都建议及时到医院就诊。

（房　贺）

第 2 节　湿疹，饶了我吧

"这里高盐、高湿、高温，我身上的湿疹肯定是因为这个造成的"，如果这么想，你就大错特错了。湿疹是常见的皮肤问题，有些人是"过敏体质"，从小到大有湿疹，皮肤经常起红疹伴瘙痒，季节变换时易复发加重，有时瘙痒剧烈会忍不住搔抓，严重时会影响睡眠和学习。

一、什么是湿疹？

湿疹是由多种内外因素引起的一种具有明显渗出倾向的皮肤炎症反应，具有皮疹多形性，伴瘙痒，易反复发作等症状。

二、湿疹病因有哪些？

湿疹的病因并不清楚，可能与以下因素有关。

1. 内部因素

指人体内部因素包括慢性感染病灶（如慢性胆囊炎、扁桃体炎、肠寄生虫病等）、内分泌及代谢改变（如月经紊乱、妊娠等）、血液循环障碍（如下肢静脉曲张等）、精神因素（如焦虑、失眠等）、遗传因素等。

2. 外部因素

指外部环境因素。湿疹的发生可由食物（如鱼、虾、牛羊肉等）、吸入物（如花粉、屋尘螨等）、生活环境（如炎热、干燥等）、动物皮毛（如狗毛、猫毛等）、各种化学物质（如化妆品、肥皂、合成纤维等）所诱发或加重。

三、湿疹是由于潮湿引起的吗？

湿疹并不是潮湿直接引起的，相反气候干燥可能会导致湿疹。秋冬季气温低、气候干燥，皮肤易干燥脱屑，容易出现瘙痒，很多人一痒就忍不住地挠，习惯洗热水澡，反复烫洗后皮脂流失，皮肤正常的结构被破坏，久而久之可出现乏脂性湿疹。

四、湿疹有哪些表现？

根据病程和皮损表现可分为急性、亚急性和慢性湿疹。

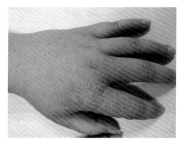

图 1-2-2 急性湿疹

1. 急性湿疹（图 1-2-2）

常表现为红斑基础上的针头至粟粒大小丘疹、丘疱，严重时可出现小水疱，常融合成片，境界不清楚，有明显浆液性渗出（俗称"流黄水"）。好发于头面部、耳后、四肢远端、阴囊、肛周等部位，皮疹多对称分布。自觉瘙痒剧烈，搔抓、热水洗烫可加重皮损。

2. 亚急性湿疹（图 1-2-3）

因急性湿疹炎症减轻或不适当处理后病程较久发展而来。表现为红肿和渗出减轻，但仍可有丘疹及少量丘疱疹，皮损呈暗红色，可有少许鳞屑。仍自觉剧烈瘙痒。

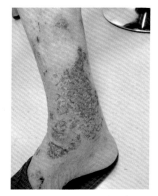

图 1-2-3 亚急性湿疹

3. 慢性湿疹（图 1-2-4）

由急性湿疹及亚急性湿疹迁延而来，也可由于刺激轻微、持续而一开始就表现为慢性化。表现为患处皮肤增厚、浸润，表面粗糙，色素沉着或色素减退，有不同程度的苔藓样变（呈"老树皮"样）。自觉明显瘙痒，常呈阵发性。病情时轻时重，延续数月或更久。

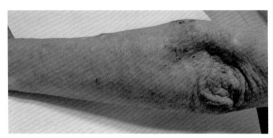

图 1-2-4　慢性湿疹

五、湿疹该怎么治？

治疗原则是寻找病因，避免刺激，在医师指导下用药。尽可能寻找引起本病的原因，如工作环境、生活习惯、饮食、嗜好、情绪等，并对全身情况进行全面检查，明确有无慢性病灶和内脏器官疾病。

1. 外用药物治疗

根据皮损情况选择适当药物，急性期无渗液或渗出不多者可用糖皮质激素霜剂（如醋酸地塞米松乳膏、糠酸莫米松乳膏、卤米松乳膏等），渗出多者用 3% 硼酸溶液湿敷；亚急性期可选用糖皮质激素软膏；慢性期选用糖皮质激素软膏、硬膏。

2. 系统药物治疗

目的在于抗炎、止痒。可服用抗组胺药，必要时两种药物联合使用或交替使用，常用的有马来酸氯苯那敏片（扑尔敏）、西替利嗪片、氯雷他定片、依巴斯汀片等。泛发性湿疹者可口服或注射糖皮质激素，但不宜长期使用，长期使用激素后可能出现相应不良反应。有时为防止和控制继发性感染，可加用抗生素。

六、湿疹该如何预防？

1. 尽量避免自身可能的诱发因素

过敏体质的人群建议平时记过敏日记（过敏日记指过敏体质人群记录每天的衣食住行和皮疹发作情况，从中寻找可能的过敏原）。

2. 避免各种外界刺激

如热水烫洗、过度搔抓、清洗及接触可能敏感的物质如皮毛制品等。秋冬季适当减少洗澡次数，冬季不宜每天洗澡，洗澡水温控制在 35 ~ 38 ℃为宜，洗澡的时间也不可过长。少接触有机化学成分的用品，如肥皂、洗衣粉、洗洁精、消毒液等。

3. 发病期间应避免食用可能致敏和刺激性食物

如辣椒、浓茶、咖啡、酒等。

4. 避免过度摩擦

穿着衣物应轻、软、宽松，尽量选择全棉亲肤材质，避免衣领、袖口、腰带等处过度摩擦。

5. 尽量减少环境中的过敏原

如尘螨、花粉、动物皮屑等。

6. 养成良好的生活习惯

保证充足的睡眠，饮食要均衡，不挑食、不偏食。保持乐观心态，放松心情，避免紧张、焦虑。

（薛　燕）

第3节 红火蚁，过敏的"灾星"

夏季气温高，紫外线辐射强度大，海边空气潮湿，植被浓密，环境闷热潮湿，昆虫易滋生，不少人有昆虫叮咬史，皮肤薄嫩者更常见。红火蚁蜇伤是远海岛礁急诊的常见病，任务人员在草地训练、值勤时不慎接触蚁窝，四肢暴露部位被红火蚁蜇伤，受蜇部位很快出现皮损伴灼痛感，严重时可危及生命。

一、什么是红火蚁？

入侵红火蚁（Solenopsi-sinvicta Buren），俗称红火蚁，拉丁名意指"无敌的"蚂蚁，体型较一般蚂蚁大，是一种危险的入侵生物。红火蚁是蚁科昆虫的一个属，火蚁的名称是因被其叮咬后出现如火灼伤般的疼痛感及患处灼伤样的水疱而得名。红火蚁原分布于南美，20世纪30年代入侵北美洲，2004年在我国广东吴川等地发现受到红火蚁的入侵，随后作为外来入侵物种严重影响到全国多个地区。红火蚁在全世界已记载181种，我们在远海环境下常见的是热带红火蚁。

二、岛礁红火蚁的来源？

南沙吹填岛礁是中国最年轻的陆地，岛上部分土壤、苗圃、草皮、木材、货物、蔬菜等来自广东、海南等地，是岛礁红火蚁入侵的重要渠道。岛礁高湿、高温环境特别适合红火蚁生存及繁殖。

三、红火蚁的毒液特点

红火蚁毒液中 95% 为一种名为 Solenamime 哌啶类生物碱毒素，该毒素可促使肥大细胞释放组胺和血管活性胺类物质，致局部组织发生坏死、溶血，造成蜇伤部位疼痛和脓疱性皮肤改变，一般不会引起过敏反应。毒素中 5% 为水溶性小分子蛋白，具有抗原性，是造成过敏反应的主要原因，常使患者发生 I 型超敏反应，又称速发型超敏反应，起病急、病情重。

四、红火蚁蜇伤有哪些危害？

红火蚁适宜存活于气候温暖且潮湿的地方，经常主动入侵住房、学校、草坪、农田等地，被激惹后常常群起主动攻击，利用其螫针连续针刺 7 ~ 8 次，将毒囊中的毒液注入人体内。红火蚁的繁殖能力很强，且红火蚁蜇伤比一般蚂蚁蜇伤症状重、病程长。

红火蚁叮咬部位主要为暴露处，如腿脚部、手部（图 1-2-5、图 1-2-6）、面颈部，被蜇后出现火烧般疼痛感，2 小时内叮咬部位出现红肿甚至烫伤般的水疱，产生灼痛感和皮损。少数人对毒液中的毒蛋白过敏，会产生过敏性休克，严重者甚至死亡。如果水疱或脓疱破掉，还可能引起继发性细菌感染。

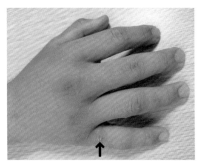
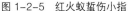

图 1-2-5　红火蚁蜇伤小指

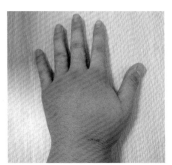

图 1-2-6　红火蚁蜇伤手

五、红火蚁蜇伤后如何救治？

对于入侵红火蚁的毒素，目前尚未研制出有效的解毒剂，多采用对症治疗。

首先保持镇定，不要恐慌，被红火蚁蜇伤后迅速脱离危险环境，去医院就诊。局部伤口清洗消毒，皮疹冷敷，症状轻微者以外用药为主，外涂糖皮质激素药膏如地塞米松乳膏，口服抗过敏药物如氯雷他定、西替利嗪或依巴斯汀；皮损广泛、过敏反应重如有胸闷、呼吸困难者，需要立即抢救。

六、如何预防红火蚁蜇伤？

（1）开展植物检疫工作，严防红火蚁的扩散蔓延。加强检疫、防疫，找到蚁巢，做好标识和灭蚁的工作。

（2）注意搞好环境卫生，保持室内的通风干燥。注意垃圾分类并及时清理，清除杂草和居住地周围的积水。开展灭蚊灭虫工作。

（3）在阴暗潮湿的环境中工作要加强个人防护，穿长袖服、长裤，戴上手套、帽子等，工作后及时洗澡、更衣。

（4）生活和工作中加强防范，在树林、草地执勤时注意检查周围有无蚁窝，避免激惹红火蚁。

（5）有红火蚁的地方设立警告牌，提示大家不能捅红火蚁巢，以防遭到蚁群的攻击。

（6）发现红火蚁可喷洒杀虫剂，并立即报告有关部门，组织专业人员进行消杀。

（薛　燕）

第4节　脚气的烦恼

脚气是远海任务人员中常见的皮肤问题，各个年龄层均可发生，反反复复，不容易根治，有时瘙痒明显。足癣俗称"脚气"，是由于真菌感染足部引起，主要累及足趾间、足跖、足跟和足侧缘的皮肤，夏秋季发病率高，常表现为夏重冬轻或夏发冬愈。

一、为什么会得脚气？

夏秋季气温高，周围环境闷热潮湿，剧烈运动或训练后易出汗，足部多汗但汗液蒸发不畅，致足底皮肤浸渍发白，伴足臭，易继发真菌感染。真菌最适宜的生产条件为温度 22 ~ 36 ℃，湿度 95% ~ 100%，pH 5 ~ 6.5。远海常年高温、高湿、高盐，训练强度大，出汗后未及时更换鞋袜、衣物，任务人员足癣、体股癣等浅部真菌病的发病率高。

足癣通过接触传染，用手搔抓患癣部位或与有脚气者共用鞋、袜、脚盆、浴巾等是主要传播途径。

二、脚气有什么表现？

根据不同的皮肤表现，足癣可分为三型。足癣常以一型为主或几型同时存在，也可从一型转向另一型，一个人足部可以同时有脚底的水疱和趾缝浸渍发白，冬季可表现为足跟处干燥，角质增厚，表面脱屑，易皲裂。

1. 水疱型（图 1-2-7）

好发于趾间、足跖及足侧缘。最初表现为针尖大小的深在水疱，疱液清，壁厚而发亮，不易破溃，可融合成多房性大疱，撕去疱壁露出蜂窝状基底及鲜红的糜烂面，干燥吸收后呈现领圈状脱屑。可不断向周围蔓延，稳定时以脱屑为主。瘙痒明显。

2. 鳞屑角化型（图 1-2-8）

好发于跖部及足跟。呈弥漫性皮肤粗糙、增厚、脱屑、干燥，冬季易发生皲裂、出血，脚后跟皮肤开裂，可伴有疼痛。皮损可向足背蔓延。一般无明显瘙痒。

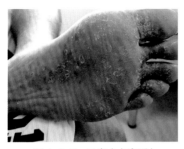

图 1-2-7　足癣（水疱型）

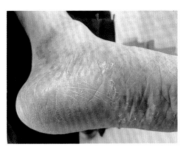

图 1-2-8　足癣（鳞屑角化型）

3.浸渍糜烂型（图 1-2-9）

好发于趾缝，足癣尤以第 3 ～ 4
和第 4 ～ 5 趾间多见。表现为皮肤浸
渍发白，表面松软易剥脱，露出潮红
糜烂面及渗液，俗称"烂脚丫"，常
伴有裂隙。有明显瘙痒，继发细菌感
染时有臭味。

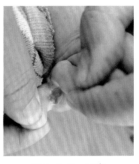

图 1-2-9　足癣
（浸渍糜烂型）

三、得了脚气该怎么治?

足癣以外用药物治疗为主，严重者或疗效不佳者需要口服
药物治疗。

1.外用药物治疗

不同类型足癣的外用药选择也有所不同。

（1）水疱型选择刺激性小的霜剂或水剂，如酮康唑乳膏、
联苯苄唑乳膏、盐酸特比萘芬乳膏等。

（2）鳞屑角化型无皲裂时可选择角质剥脱剂，如复方苯甲
酸软膏、雷锁辛等。冬季容易出现皲裂，皲裂不太深者，注意

保护的同时用抗真菌软膏，如皲裂深、出血，需要口服抗真菌药物治疗，局部外涂尿素乳膏。

（3）浸渍糜烂型给予硼酸溶液、0.1% 依沙吖啶等湿敷，皮损干燥后再外用刺激性小的霜剂、软膏等。

2. 口服药物治疗

在医师指导下口服伊曲康唑胶囊或盐酸特比萘芬。足癣继发细菌感染时应联合使用抗生素。

四、脚气为什么不容易根治？

治疗成功的关键在于坚持用药，疗程一般需要 1～2 个月，鳞屑角化型足癣或外用药疗效不佳者可考虑内服药物治疗。

很多人认为脚气不容易根治，可能是没有及时治疗和坚持用药或没有引起重视，三天打鱼两天晒网，涂了几天药膏后觉得不痒了或看起来好多了就忘记涂药，想起来才涂药，治疗不彻底是迁延不愈的主要原因之一。部分人因工作性质特殊，没有时间就医，得了足癣没有看医生，自己在药店或网上买些所谓的"癣"药膏涂抹，擅自用药，有些草本药膏连成分都没标全，治疗不正确。还有些人听信民间偏方或土方，如用白醋、醋精或盐泡脚，却没有起到治疗效果。

五、生活中该如何预防脚气？

（1）注意个人卫生，养成良好的卫生习惯，穿透气性好的鞋袜，保持足部清洁干燥，内衣、内裤和袜子分开清洗。

（2）日常生活中应避免刺激性物质对足部的损伤。

（3）足癣主要通过接触传染，避免用手搔抓足部，拒做"抠脚大汉"。家庭中、集体生活中个人贴身物品应专人专用，避免与他人共用鞋、袜、脚盆、指甲剪等生活用品，防止交叉感染。去公共浴室或泳池时建议自备拖鞋、毛巾等。

（4）伴有甲真菌病（俗称"灰指甲"）者应同时治疗，以免互相传染。

（5）高温和高湿为真菌生长创造了条件，夏季注意通风，黄梅天或环境湿度过高时可使用抽湿机，空调也有除湿功能，抽取空气中的水分。连续下雨，衣物不容易晒干，有条件的可使用烘干机。

（薛　燕）

第三章　骨科

在高强度训练或工作时，由于空间狭小、地面滑等原因容易造成全身多处关节损伤。尤其是在阳光暴晒下大量出汗或雨中作业后，不能及时更换衣服，如果受到强风刺激易导致关节疼痛、腰背痛等表现，如果不能及时治疗，会形成各种慢性疼痛性疾病。

第 1 节　肩颈腰腿痛，老是好不了

小王隔三岔五的就觉得肩颈腰腿痛，虽说不至于影响工作和训练，但老是这疼那痛的，让人也是很不舒服。除了小王同志，很多远海任务人员也经常会感到肩颈腰腿痛，今天就跟大家讲讲，其实肩颈腰腿痛是颈肌劳损、颈椎病、腰肌劳损、腰椎病、背肌劳损等疾病的一种症状，也是机体亚健康的一个表现。

一、造成肩颈腰腿痛的原因有哪些？

肩颈腰腿痛一直以来都是在老年人中比较常见，但随着生活工作压力的加大，越来越年轻化，有调查发现，远海任务人员也会经常发生肩颈腰腿痛，主要有以下原因。

（1）工作环境潮湿，容易受到湿气的侵袭，特别是出海期间，需要跨时差和地域航行，容易使人体生物钟紊乱及内环境发生剧烈变化，极易导致身体疲劳和抵抗力降低。

（2）远海环境生活、工作的空间狭小，体育锻炼空间和设施不足。

（3）出海航行期间，舰艇始终随着风浪的变化处于摇摆中，任务人员要克服这一外力的作用需要保持一定的姿势，从而使关节和肌肉产生疲劳以至损伤。

二、肩颈腰腿痛该如何预防？

1. 正确坐卧姿

有研究表明，不良的坐姿习惯（脊柱后弯、过度拱起、慵懒姿势或跷二郎腿）会使腰椎负荷增加；头部向前倾30°，脊椎承受的压力为18千克，而当头部向前倾60°时，脊椎承受的重量则有27千克。因此，在休息的时候要保证良好的坐卧姿，注意坐姿时不跷二郎腿，纠正不良习惯，坐在椅子或凳子的前1/3，双脚与肩同宽，头保持正位。

2. 避免腰部强力负重

在搬重物时应蹲位双手托起物品，不要弯腰搬重物，避免腰部跌扑闪挫。

3. 切勿长时间躺卧看手机

在使用手机和电脑的时候，应将视线下移，而非压低脖颈，可以使用手机架或笔记本支撑架来抬高手机和电脑的角度，使眼睛平视或稍仰视屏幕。

4. 改变姿势

长时间坐位或卧位时，可以通过改变姿势来减少腰痛和肩颈等不适，如伸个懒腰拉伸下筋骨，做扩胸运动、颈椎操等。

5. 避免风寒湿邪存于体内

在涉水冒雨或身体出汗后及时擦干身体、更换衣物，或服用生姜红糖茶，以避免风寒湿邪存于体内引发肩颈腰腿痛。

6. 做好拉伸

在进行大强度训练时，做好身体的拉伸准备，不做没有准备动作的暴力运动。

三、肩颈腰腿痛该如何治疗？

1. 急性肩颈腰腿痛

（1）禁止锻炼或减少活动量，注意休息，寻找专业医务人员的帮助，至医院进行 X 线摄片、CT、核磁共振等影像学检查明确疼痛性质。

（2）遵照医嘱使用解热镇痛、活血化瘀等药物来缓解疼痛和炎症。

2. 慢性肩颈腰腿痛

（1）物理方法：注意保暖，或加用腰托、护膝进行保护；可以在疼痛部位放置热水袋达到温通经络、缓解肌肉紧张、止痛效果；有条件的可以进行理疗，用中频、中医定向透药仪、红外线灯照射疼痛部位等，改善局部血液循环、减轻水肿、缓解疼痛。平时可以多练练太极拳、八段锦等舒缓的健身运动，促进肩颈腰腿痛的康复。

（2）穴位按摩

1）阿是穴：阿是穴是人在疼痛时，机体部位出现的最痛点。按、揉阿是穴，可使局部的气血趋于畅通，缓解疼痛。

2）腰痛点（图1-3-1）：急性腰扭伤时可按摩"腰痛点"，"腰痛点"位于手背食指与中指之间以及无名指与小指之间，手腕横纹与掌指关节的中点，一侧两穴，左右手共四穴，腰扭伤后可交替按压这四个穴位。

3）落枕穴（图1-3-2）：很多人被落枕引发的疼痛困扰过，教大家一个"落枕穴"，用食指或中指指腹侧面用力来回按压特定的"落枕穴"，可以有效缓解疼痛。落枕穴位于手背中指和食指相对的掌骨之间，掌指关节向上半个拇指宽处。

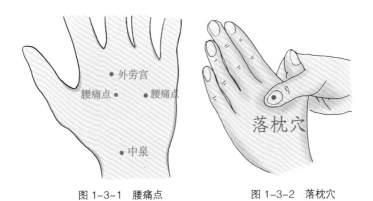

图 1-3-1　腰痛点　　　　　　　　图 1-3-2　落枕穴

4）肩井穴和大椎穴
（图1-3-3）：肩颈疼痛时，可
按摩或用电吹风（热风）吹肩井
穴及大椎穴，大椎穴位于第七
颈椎（低头时颈部最高的点）
下方凹陷处，肩井穴位于大椎
穴与肩峰连线的中点。

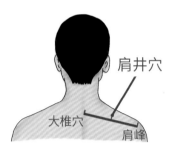

图1-3-3　肩井穴和大椎穴

（3）刮痧：中医有"腰背
委中求"的说法，腰背部不适时，可以用擀面杖拍打或刮痧板
刮拭双腿委中穴（图1-3-4）25～30次，力求出痧，1～2周
1次。肩颈不适时，可以在肩颈部（图1-3-5）刮痧，每个部位
25～30次，力求出痧，1～2周1次。

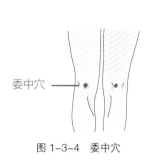

图1-3-4　委中穴

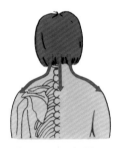

图1-3-5　肩颈部

（4）针刺治疗：选用0.3 mm×1.5 mm揿针贴于阿是穴，并
围着阿是穴贴直径1 cm贴1圈揿针，可以达到止痛作用。此法
须在中医专科医护人员指导下进行。

（刘益群）

第 2 节　腰椎间盘突出，你有我也有

很多人都说：人到中年后，人生中"最突出"的就是腰椎间盘了。我国腰椎间盘突出症患者已超 2 亿人次，而且逐年以惊人的速度向青壮年扩展。腰椎的主要作用是直立、前屈和侧弯，是人体躯干活动的枢纽，也是连接上肢和下肢的纽带，让我们从容自若的直立、弯腰、俯身、后仰等。在远海航行中，因为海上风浪的颠簸，远海任务人员腰椎受到冲击，常常会出现腰椎间盘突出。

一、腰椎间盘长什么样?

成人的脊椎是由 26 块椎骨组成，分为颈椎、胸椎、腰椎、骶椎、尾椎 5 个部分。腰椎位于胸椎和骶椎之间，由 5 块椎骨组成。腰椎间盘（图 1-3-6）位于椎体之间，由髓核、纤维环和软骨板三部分构成，其中髓核为中央部分，纤维环为周围部分，包绕髓核。

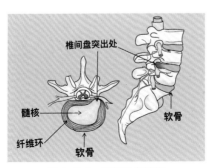

图 1-3-6　腰椎间盘结构

二、腰椎间突出有哪些相关因素呢？

1. 年龄

年龄越大，越容易发生腰椎间盘突出。随着年龄增长，腰椎间盘会自然老化逐渐承载不住两侧腰椎的压力，就会引起腰椎间盘突出。

2. 体型

过于消瘦或过于肥胖均容易引起腰椎间盘突出。肥胖使腰部负荷过重，加速腰椎的病变，从而更容易导致腰椎间盘突出。而体型过于消瘦的人则因为肌肉组织太少，力量薄弱，也容易导致腰椎间盘突出症的发生。因此，要保持正常的体重及一定的肌肉比例。

3. 久坐久站

站着的时候脊柱承受体重 100% 的压力，坐着的时候脊柱承受体重 150% 的压力，当坐着且身体前倾时，脊柱将承受体重 250% 的压力。不止是压力增加，还有角度的问题，都会容易造成腰椎间盘突出。

4. 负重弯腰

远海航行中需要携带大量物资，搬运物品是远海任务人员每次出海必须要做的事。搬运时常常负重弯腰，容易增加椎骨对腰椎间盘前方产生的压力，腰椎间盘就容易变形，髓核容易突出。还有经常受到颠簸也容易腰椎间盘突出。

5. 腹内压增大

如剧烈的咳嗽、喷嚏、用力排便时容易造成腰椎间盘突出。

6. 受凉

当腰部受寒时，寒冷的刺激会引起腰部周围的小血管收缩，肌肉整个绷紧了，腰椎间盘内的压力也就加大了。腰椎间盘变形，纤维环破裂，髓核就这么被压出来了。

三、怎么判断是不是发生腰椎间盘突出呢?

1. 症状体征

首先出现的是腰痛，接下来会感到坐骨神经痛（图 1-3-7），疼痛自腰部向下延伸，臀部 – 大腿 – 小腿 – 足部，然后下肢乏力或麻木。最严重时会压迫神经导致大小便失禁或瘫痪，出现以上这些症状需要及时去医院检查。

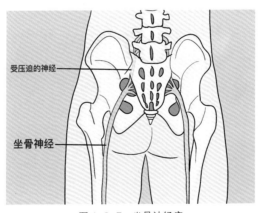

受压迫的神经

坐骨神经

图 1-3-7　坐骨神经痛

2. 检查项目

（1）腰椎 X 线平片：是最简单又经济的检查方法，可检查腰椎有无侧弯、腰椎间隙有无狭窄，骨质有无病变及腰椎稳定性情况。

（2）CT 检查：清楚地显示骨组织结构、腰椎间盘突出的部位、大小、形态和神经根、硬脊膜囊受压移位的情况。

（3）MRI 检查：可观察椎间盘突出的形态及其与硬膜囊、神经根等周围组织的关系，鉴别是否存在椎管内其他占位性病变。

四、怎样才能预防腰椎间盘突出？

（1）改变不良生活习惯，要做到行得正，坐得直，杜绝不良坐姿，拿取物品时也需注意方式方法（图 1-3-8）。

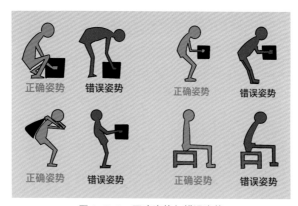

图 1-3-8　正确姿势与错误姿势

（2）锻炼腰背部肌肉，加强腰部的支撑，减轻腰椎间盘负荷。拱桥运动（图 1-3-9）、小燕飞式（图 1-3-10）及游泳等可缓解腰背部不适。远海环境下较湿冷，需注意腰背部保暖。

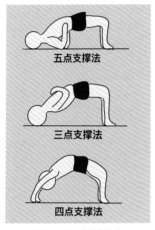
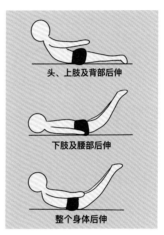

图 1-3-9　拱桥运动　　　　　　图 1-3-10　小燕飞式

（3）在海上航行中遇到颠簸时，可在站立的地方垫上有缓冲的海绵垫，条件允许可以躺下，减少因颠簸对腰椎的影响。

五、该如何治疗我的"突出"呢？

1. 症状较轻者一般保守治疗

（1）卧床休息，床垫要软硬适中。鼓励适当起床活动，必要时可佩带护腰带。

（2）腰椎牵引，可增加腰椎间隙宽度，是减轻腰椎间盘内压力的有效方法，从而减轻症状。

（3）药物治疗，口服消炎止痛、营养神经的药物缓解不适症状。

2. 症状较重者

如大小便失禁、瘫痪或保守治疗 3 个月以上仍未缓解的患者需手术治疗。

（刘浩怡）

第 3 节　韧带拉伤的处理

拥有强健的体格是进行体能训练的基础。在日常体能训练及实战演习时，我们常常遇到一些突发状况，如韧带拉伤，这种损伤在远海作业中也时常会发生。

一、什么是韧带？

韧带（图 1-3-11）是一种白色带状的致密结缔组织，具有一定的坚韧性、弹性及延伸性，是骨骼间相互连接的组织，附着在骨骼上可以活动的部分。有骨头的地方就有韧带，韧带保护着骨骼的安全。

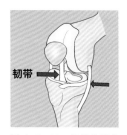

图 1-3-11　韧带的结构

二、韧带有什么作用？

韧带可维护关节在运动中的稳定性，防止关节晃动，也限制其超越身体范围的活动。最容易发生韧带受伤的部位（图 1-3-12）在膝关节、踝关节、手指关节和肩关节。

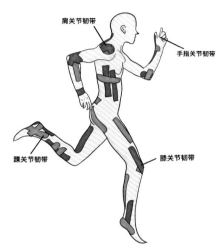

肩关节韧带

手指关节韧带

踝关节韧带

膝关节韧带

图 1-3-12 韧带受伤的部位

三、韧带拉伤是怎么造成的？

一般是劳动或训练中，因负重或体位变换，使关节活动超出正常生理范围，造成关节周围的韧带拉伤、部分断裂或完全断裂（图 1-3-13）。

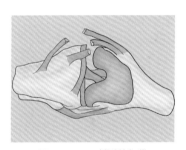

图 1-3-13 断裂的韧带

四、韧带拉伤后有哪些表现？

局部肿胀（图 1-3-14）、疼痛、关节活动受限。严重时皮下出血、瘀青，关节稳定性下降。

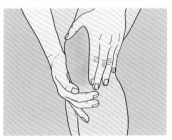

图 1-3-14 肿胀的膝关节

五、如何预防韧带拉伤？

（1）日常生活中要避免难度过大的动作，也不要进行突然的、过快的动作（图1-3-15）。避免在坚硬的场地上过多地进行跑跳运动。

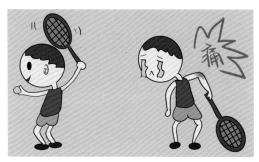

图1-3-15　过快的动作

（2）不要选择太剧烈的运动，运动前充分热身，运动后注意拉伸，及时消除肌肉的疲劳，必要时可在运动前佩戴护具（图1-3-16）。

（3）加强肢体肌肉锻炼及力量训练，保持关节的稳定性及协调性，合理安排运动，不要盲目增强训练强度，最好在专业人员指导下运动。

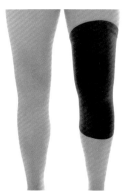

图1-3-16　佩戴护具

六、韧带拉伤后如何紧急处理呢？

遵循"大米"原则（RICE 原则）

R：（Rest 休息）马上停止运动，患肢制动，不要让受伤的关节再负重（图 1-3-17 ①）。

I：（Ice 冰敷）冰敷可以减少疼痛和肿胀，减少血液循环。每次冰敷 15 ~ 20 分钟，每天三到四次（图 1-3-17 ②）。

C：（Compression 压迫）用绷带或其他办法压迫受伤局部可以减少出血、瘀血。绷带缠的松紧度要适中，能感觉到有压力但又不会使末端发麻或缺血（图 1-3-17 ③）。

E：（Elevation 抬高）抬高患肢的主要目的是减少肿胀，促进血液回流。紧急处理后立即送医，检查损伤程度做进一步治疗（图 1-3-17 ④）。

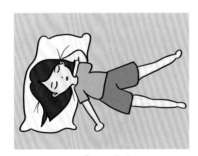

①R：休息

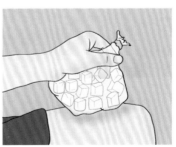

②I：冰敷

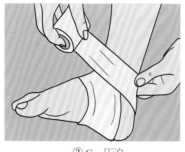

③C：压迫

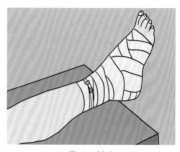

④E：抬高

图1-3-17　RICE原则

（刘浩怡）

第4节　脚扭伤，不要怕

在远海作业中，经常一不留神，就扭伤了脚。脚扭伤
（图1-3-18），俗称崴脚，其实是踝关节外侧韧带的损伤，是最

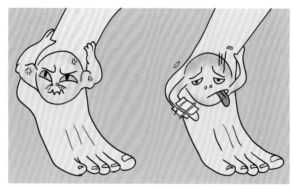

图1-3-18　脚扭伤

常见的肌肉骨骼系统疾病之一。踝关节是运动的重要关节，它的稳定性直接决定了人的运动能力。一旦损伤后恢复不良，则会发展为慢性踝关节不稳，进一步增加了治疗难度。因此，脚扭伤后正确地处理非常重要。

一、什么情况会发生脚扭伤呢？

脚扭伤，好发于运动人群。据统计，有 70% 的人群在一生中都经历过崴脚的折磨。有很多因素都会导致脚扭伤，内在因素包括较低的身体质量指数（badly mass index，BMI）、身体协调性的降低、平衡缺陷等。与男性相比，女性更容易脚扭伤，可能因为女性 BMI 更低。外在因素几乎包括所有的运动类型，跑跳、攀岩、球类运动等。脚扭伤后处理不当则会发展为慢性踝关节不稳，引起踝关节频繁扭伤。

二、脚扭伤后的处理原则

参见本章第 3 节韧带拉伤的处理"六、韧带拉伤后如何紧急处理呢？"相关内容。

三、脚扭伤的治疗步骤

脚扭伤的治疗步骤一般分为三个阶段。

第一阶段（一周内）可以根据 RICE 原则进行休息和治疗。如果没有骨折等问题，1～2 周后可进入第二阶段，进行肌肉力量和协调性练习，如在平地上慢跑或在凹凸的斜面上行走或跳跃练习，并逐步进入正规练习。在扭伤后第 2～4 周，开始第三阶段的关节康复练习。脚踝恢复训练顺序依次从恢复活动度、恢复持久力量、恢复平衡能力到恢复爆发力，主要目的是锻炼腓骨肌、背伸活动度、跟腱牵拉、脚踝力量和平衡能力。

对于疼痛较严重的患者，可适当使用非甾体抗炎药进行止疼和抗炎。对于保守治疗效果不明显，或者极少数损伤严重的患者，通过几个月系统的非手术治疗失败者，可进行手术治疗，手术方式可考虑关节镜或开放重建，修复韧带结构。

四、如何避免脚扭伤？

那么生活中我们应该如何避免脚的扭伤呢？首先是在日常活动和体育锻炼中加强预防措施。引起脚扭伤一个重要原因是忽略预防，缺乏自我保护意识。因此，在活动前，应该充分做好准备活动，养成良好自我保护能力，提高踝关节的肌肉力量，以及稳定性和协调性，必要时应戴好护具。运动鞋最好选软底、坡跟、高帮的，跟高不超过 3 cm，以维护踝部的稳定性。另外，平时加强踝关节力量训练，加强踝关节周围的肌肉力量，并且提高踝关节本体感觉对相关肌肉的控制能力。同时，增加人体感觉即平衡能力的训练。

（何潇敏）

第四章　消化科

远海环境下，饮食补给困难，冷冻肉类食品较多，新鲜蔬果供应相对紧张，进食速度快、蛋白质类食物摄入不足、膳食纤维摄入较少、进食后剧烈运动，都容易引起胃肠道疾病。

第 1 节　胃肠道的二三事

在远海作业时，经常看到有人突然捂住肚子，直喊"疼"，很有可能是胃肠道出现了问题，带大家详细了解一下自己的胃肠。

一、"胃"，你了解吗？

胃是人体消化道最膨大的器官，上接食道，下通小肠，就像一个有弹性的口袋，充满时胀大，空虚时缩成管状，俗称"肚子"。我们每天的消化，大部分是胃来进行，人每天大约进食 3 kg，其中约 90% 是在胃内被消化的，因此胃是很重要的消化器官。

1. 胃的大小

胃大约为一个拳头大小，一旦食物进入后可以膨大到数十倍。成年男性的胃容积约为 1400 mL，成年女性的胃容积约为

1200 mL。正常情况下，胃扩张到最大时，男性可达 2400 mL，女性可达 2000 mL，当胃扩张到极限时称为急性胃扩张。

2. 胃在体内的位置

胃位于腹腔左上方，心脏下方，大部分位于左上腹部，小部分位于上腹部。

3. 胃的结构

人体的胃从上到下分为四大部分，分别是贲门、胃底、胃体、幽门四个部分（图1-4-1）。

（1）贲门：位于胃的最上端，上接食管，下与胃相连。食物是通过贲门进入到胃里面，作为胃的"把关者"，主要功能是防止胃里面的食物和胃酸倒流回食管中。

（2）胃底：虽然它叫胃底，但它却位于胃的上端，分布着大量的胃底腺，由主细胞、壁细胞、黏液腺细胞、内分泌细胞等组成。主细胞能分泌胃蛋白酶原，在胃酸作用下转变为具有活性的胃蛋白酶，胃蛋白酶能水解蛋白质帮助蛋白质消化吸收；壁细胞主要分泌盐酸，盐酸不但可以激活胃蛋白酶原，还可以分解食物、抑制和杀死胃内的细菌、促进消化液的分泌、参与钙铁吸收，壁细胞还能产生"内因子"，它是一种与维生素 B_{12} 吸收有关的物质，缺乏会引起贫血；黏液腺细胞能分泌黏液，保护胃黏膜；内分泌细胞主要分泌胃泌素，胃泌素的主要作用是刺激胃黏膜细胞增殖、刺激壁细胞分泌盐酸和主细胞分泌胃蛋白酶原、刺激胃窦和肠运动及延缓胃排空、刺激胰液和胆汁及肠液分泌，胃动素促进胃的蠕动和十二指肠的收缩，生长抑素可以抑制生长激素、促甲状腺激素、胰岛素、胰高血糖素的分泌。

（3）胃体：是胃的主体部分，占胃的大部分，食物主要是在胃体中被消化的。

（4）幽门：胃的最下端，下与十二指肠相连，被消化了的食物通过这里进入十二指肠。

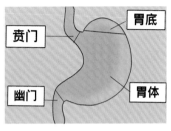

图 1-4-1 胃的结构

4. 胃的功能

人体的胃有接受功能、储存功能、分泌功能、消化功能、运输及排空功能 5 大功能。

（1）接受功能：食物经口腔、食道而进入胃内，这就是胃的接受功能。

（2）储存功能：食物进入胃内，胃壁随之扩展，以适应容纳食物的需要，这就是胃的储存功能。胃具有良好的顺应性，当胃内容量增加到 1500 mL 时，胃腔内的压力和胃壁的张力才有轻度的增高，这时我们就感到基本"吃饱"了。

（3）分泌功能：胃液是由胃黏膜内不同细胞所分泌的消化液，正常成人每日胃液分泌量约为 1.5 ~ 2.5 L，是一种无色透明的酸性液体，pH 值约为 0.9 ~ 1.5。

（4）消化功能：在胃酸和胃蛋白酶原的共同作用下，初步分解消化食物中的蛋白质，还能杀灭食物中的细菌等微生物。

（5）运输及排空功能：食物进入胃内刺激胃蠕动，使食物与胃液充分混合形成半液状的食糜，胃窦起排空作用，将食糜送入十二指肠，完成胃的最后一项工作。

二、胃痛了怎么办？

胃痛，是一种很常见的症状，指由各种器质性病变或非器质性病变引起的上腹部、胃脘部、两侧肋骨下缘连线以上至剑突下近心窝处的疼痛，大多数是由于胃部疾病导致的。

1. 胃痛的症状

胃痛的典型症状主要是上腹部胀痛、压痛，可与进食有关，在进食冷、热、辣、油等刺激性食物后疼痛加重。急性发作者会出现面色苍白、出冷汗、恶心、呕吐、反酸等症状，慢性胃痛者会反复出现疼痛、腹胀、腹泻、食欲不振、消瘦、乏力、呕血、贫血等症状。

2. 远海环境下胃痛的原因

（1）环境因素：因环境制约，冰冻冷藏食品多，细菌成倍滋生，食用了不新鲜的水果蔬菜，或者没有煮透的鱼肉等。

（2）生活习惯：在执行任务的时候不能按时进餐、饥饿后暴饮暴食、长期熬夜、生活不规律、习惯被打乱、抽烟等。

（3）饮食习惯：喜欢吃寒凉、生冷、油腻、辛辣、刺激、偏咸、偏甜、油炸等垃圾食品。

（4）精神因素：离开家人时间长，自然环境差，精神压力也随之增大，易并发胃黏膜病变。

（5）情绪因素：训练任务重，工作压力大，休息不好，情绪不良而导致肝气犯胃，出现胃痛不适症状。

（6）慢性胃肠疾病：既往有急慢性胃炎、萎缩性胃炎、浅表性胃炎、反流性胃炎、胃溃疡等疾病没有得到有效的治愈。

（7）药物因素：部分口服药物对胃黏膜有刺激作用，可导致胃痛的发生。

（8）感染因素：碗筷消毒不彻底，感染幽门螺杆菌的患者。

3. 在远海环境下，出现胃痛吃点止痛药可以吗？

不可以，因为止痛药物容易掩盖病情，而且一般的止痛药物都会刺激胃黏膜，所以胃痛的时候不建议吃止痛药物，特别是胃痛持续反复发生，还是要尽快去卫生队或者医院诊疗。多数人一旦出现上述这些部位的疼痛就会考虑是不是胃痛，自己吃些所谓自带的"胃药"治疗，尤其是现在各类媒体上宣传着各类治疗胃痛药物的情况下，这种现象更普遍了。

4. 在远海环境下，持续反复发作的胃痛应该怎么办呢？

当出现持续性反复发作的胃痛并逐渐加重，伴有消瘦、乏力、反酸等症状，应赶紧报告请示领导，及时前往岛礁医院或者卫生队诊疗查明病因。一般优先去消化内科就诊，行腹部 X 线、胃镜检查、胃肠动力学检查、实验室检查明确诊断，注意与周围器官疼痛相鉴别。如出现大量呕血症状，立即去急诊科急救处理，必要时后送。

5. 在远海情况下，怎么预防胃痛的发生？

（1）改变不良的饮食习惯，忌吃烟熏、油炸、腌制、烧烤、坚硬、辛辣刺激的食物，规律饮食，保证一日三餐的合理进食。

（2）改变不良生活习惯，不要暴饮暴食，不要熬夜、吸烟等。

（3）停用或者少用对胃黏膜有损害的药物，可选用对胃黏膜刺激性较小的药物。

（4）存在各类消化系统疾病的患者，在出任务前应彻底治愈原发疾病，避免新发胃痛症状或原有症状的加重。

（5）存在幽门螺旋杆菌感染的，要在医生指导下按照疗程服药，积极治疗。

（6）日常注意保持情绪稳定，避免长期精神紧张，注意劳逸结合，不要太劳累。

三、"肠"识你都知道吗？

肠道是人体最大的消化器官、排毒器官和免疫器官。食物在胃中完成初步消化之后就进入小肠，在小肠中被消化、分解，大部分营养物质通过小肠吸收，所以小肠是人体的营养吸收器。大肠接受到小肠消化吸收之后的食物残渣，再吸收其中多余的水分，分泌一些黏液，并使食物残渣形成粪便，经过肛管排出体外。肠道还是人体重要的免疫器官，有近70%以上的免疫细胞分布在肠黏膜上，担负着人体70%以上的免疫功能，对抵御细菌、病毒，维持肠内环境稳定有重要的作用。

1. 人体肠道是由哪些结构组成的？

人体肠道是指从幽门至肛门的消化管，是消化管中最长的一段，也是功能最重要的一段，包括小肠、大肠和直肠3大段。小肠开口于幽门，止于大肠，全长约4～6 m，肠壁较光滑，分为十二指肠、空肠、回肠。大肠居为腹中，形似方框，围绕在空肠、回肠周围，上端在阑尾处接小肠，下端连接肛门，长度约为1.5 m，口径较粗，肠壁较薄，分为盲肠（包括阑尾）、结肠、直肠，其中结肠又分为升结肠、横结肠、降结肠、乙状结肠四个部分（图 1-4-2）。

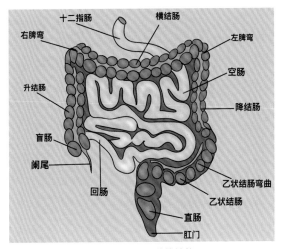

图 1-4-2 肠道的结构

2. 人体小肠和大肠有哪些功能？

（1）小肠有研磨、分泌、消化及吸收的作用。小肠平滑肌各种形式的运动可以完成对食糜的研磨、混合、搅拌等机械消化，小肠腺分泌的小肠液与小肠内胆汁、胰液一起完成食糜的化学消化，小肠黏膜内存在有许多内分泌细胞，可分泌多种消化道激素，如促胰液素、胆囊收缩素、抑胃肽和胃动素，可以消化摄入的蛋白质、脂肪、淀粉等，并进行吸收。

（2）大肠的主要功能是进一步吸收粪便中的水分、电解质和其他物质（如氨、胆汁酸等），形成、贮存和排泄粪便。大肠还有一定的分泌功能，杯状细胞分泌黏液中的黏液蛋白，能保护黏膜和润滑粪便，使粪便易于下行，保护肠壁防止机械损伤，免遭细菌侵蚀。

3. 什么是肠道功能紊乱？

肠道功能紊乱，又称胃肠神经官能症，是一组胃肠综合征的总称，在排除器质性病变的前提下，精神因素为本病发生的主要诱因，高级神经活动障碍导致自主神经系统功能失常，主要为胃肠的运动与分泌机能失调，不包括其他系统疾病引起的胃肠道功能紊乱。

4. 肠道功能紊乱有哪些症状？

（1）腹痛腹泻：胃肠功能紊乱时会引起腹痛、腹泻，自觉肠胃有不同程度的绞痛感，进热食或冷食时不适感可加重，少数人会出现腹部剧痛的情况。

（2）频繁嗳气：胃肠功能紊乱会频繁嗳气，伴有胃部反酸等症状，常会给患者的精神造成巨大的压力。

（3）恶心呕吐：大多数人胃肠功能紊乱时可出现恶心、呕吐等症状，甚至闻到食物的味道都会出现此症状，部分人会在进食之后出现这些症状。

（4）不思饮食：胃肠功能紊乱较为常见的是不思饮食，食量会大不如前，即使面对自己平日很喜欢的食物仍然提不起兴趣，甚至还会经常出现厌食情绪。

（5）身体消瘦：胃肠功能紊乱会导致胃肠吸收功能减弱，久拖不愈容易出现营养不良，进而表现出身体消瘦等症状。

5.远海环境下肠道功能紊乱与哪些因素有关?

（1）饮食不规律：因执行特殊保障任务，饮食不规律导致肠道的蠕动功能紊乱。

（2）精神因素：不良的情绪可以通过大脑皮层致使下丘脑功能紊乱，从而影响胃肠道功能，导致胃肠功能紊乱。

（3）病理性因素：既往伴有消化不良、胃炎、溃疡病、急性胃肠炎等。

6.在远海环境下，肠道功能紊乱能自愈吗?

肠道功能紊乱是一类慢性疾病，需要慢性调整，轻度肠道功能紊乱通过精神调适和改变行为等方式是能够自愈的，重度的不能自愈。

7.在远海环境下，肠道功能紊乱如何预防?

（1）调整饮食结构和改善习惯。

（2）注意饮食规律，定时、定量进餐或者少量多餐，避免暴饮暴食。

（3）注意饮食卫生，避免进食不洁食物及生冷寒凉食物。

（4）以清淡易消化饮食为主，避免进食油腻、辛辣、腌制、熏烤等刺激性食物和坚果类不容易消化的食物。

（5）避免进食容易产气的食物，避免饮用浓茶和咖啡，戒烟、酒等。

（6）保证充足睡眠，保持良好的心态，避免精神焦虑、紧张情绪，减轻心理压力，适当进行散步、打太极拳、骑自行车等有氧运动。

8. 在远海环境下，出现重度肠道功能紊乱该怎么办？

出现重度肠道功能紊乱，需要在附近的医院或者卫生队正规治疗，必要时后送，可以根据不同病情遵医嘱给予以下治疗。

（1）给予镇静剂类药物治疗，如苯巴比妥、利眠宁、安定、氯丙嗪、眠尔通或谷维素等药物。

（2）解痉止痛药治疗，可用颠茄制剂、阿托品、普鲁本辛等，这类药物可以使平滑肌松弛。

（3）神经性呕吐可服用维生素 B_6，呕吐比较严重者可服用冬眠灵、吗丁啉、异丙嗪等药物治疗。

（4）伴有明显精神症状的时候，可用抗抑郁或抗焦虑药物治疗为主，采用安慰、疏导、分析、积极暗示等心理治疗方法解除心理障碍，消除思想顾虑，树立战胜肠道功能紊乱的信心。

（5）伴有便秘者给予口服或者外用滑润剂，如石蜡油。

（6）伴有腹泻者给予 0.25% 奴夫卡因灌肠一日一次，口服易蒙停胶囊，每晚一次。

（张　闯）

第 2 节　阑尾炎的痛，我懂

阑尾给我们的总体印象是没多大用处，但发起炎、化起脓会要人命的肠子。阑尾一旦发炎，就会非常疼痛，难以忍受，严重影响我们的工作学习生活，特别是在远海作业时，医疗条件有限，如果阑尾炎急性发作处理救治不及时，甚至会危及生命。

一、阑尾的结构

阑尾位于盲肠末端，一般长度在 11 cm 左右，是一条细管状器官，外形像蚯蚓，故又称蚓突，是细长弯曲的盲管，在腹部的右下方，位于盲肠与回肠之间，它的根部连于盲肠的后内侧壁，与盲肠回肠是相通的，活动范围位置因人而异，变化很大，阑尾可伸向腹腔的任何方位（图1-4-3）。

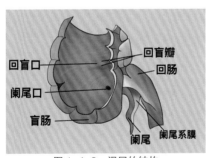

图 1-4-3　阑尾的结构

二、阑尾真的是无用的肠子吗？

阑尾不是无用的肠子，研究认为儿童和青年时期阑尾具有发达的淋巴组织，能传输有免疫活性的淋巴细胞，参与机体的免疫功能。阑尾应归于外周免疫器官，它担负着机体的细胞免疫和体液免疫两大功能，但成年后这种免疫功能已被全身淋巴结和脾脏所代替，阑尾的功能便被弱化了。此外，阑尾还具有分泌细胞，能分泌多种物质和各种消化酶，以及促使肠管蠕动的激素和与生长有关的激素等。

三、阑尾炎的病因

一般我们说的阑尾炎，都是急性阑尾炎，发病快、疼痛剧烈，常见病因如下。

1. 阑尾梗阻

阑尾被炎症、食物残渣、粪块、结石、蛔虫、异物、肿瘤等堵塞，阑尾仍继续分泌黏液，腔内压力上升，发生血运障碍，加剧炎症，造成急性阑尾炎。

2. 感染因素

主要是细菌感染，如患上呼吸道感染、败血症之后，细菌可通过血液循环到达阑尾，当阑尾黏膜有破溃或损伤时，就引起急性阑尾炎。

3. 神经反射因素

人体的每一个器官都受到神经系统的调节。当胃肠道发生病变时，如腹泻、便秘等，就会引起阑尾肌肉和血管的痉挛，这种痉挛可以使阑尾腔发生梗阻或者缺血，这时就有利于细菌的侵入，造成急性阑尾炎。

四、在远海环境下，阑尾容易发炎吗？为什么？

阑尾发炎（图 1-4-4）与远海环境没有必然联系，阑尾并不是随随便便发炎的。它的开口位于盲肠腔内，是单开口，只进不出，正因为这个原因盲肠内的粪便有时会进入阑尾的管腔，阑尾的管腔很细容易被大便或粪石堵塞，一旦被这些物质堵住，阑尾管腔内压力就会增加，轻则出现炎症、化脓感染，重则导致阑尾坏死和穿孔。

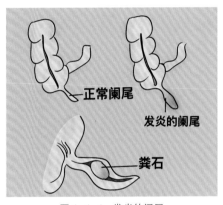

图1-4-4　发炎的阑尾

五、在远海环境下，怎么知道可能发生了急性阑尾炎呢?

急性阑尾炎的典型症状是转移性的右下腹疼痛，主要表现如下。

（1）疼痛刚开始在脐周，逐渐转移到中上腹（此时很多人会误认为是胃痛），随后疼痛逐渐加剧，经数小时后疼痛转移至右下腹部，也有人发病初期就会出现右下腹痛。

（2）腹痛性质为持续性的，难以忍受的剧烈疼痛会让人直不起腰，同时伴有恶心、呕吐、发热、食欲减退、反跳痛等症状（反跳痛：把手慢慢压下去，然后突然移开，发炎的阑尾撞击邻近的内脏而激发出疼痛）。

（3）大多数人均有一个明显的阑尾压痛点，医学上称为麦氏点（图 1-4-5），阑尾麦氏点即右髂前上棘与脐连线的中、外1/3 交界处。

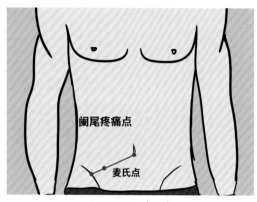

图 1-4-5　麦氏点

（4）由于病变刺激阑尾会反射性地引起腹壁肌肉收缩，表现为右下腹部肌肉紧张。

（5）阑尾一旦穿孔引起腹膜炎，会出现右下腹或全腹肌紧张，整个腹部出现难以忍受的剧烈疼痛，伴寒战、高热、心率加快、甚至出现意识模糊、休克等严重表现。

六、怀疑是急性阑尾炎引起的腹痛，可以吃止痛药吗？

当腹痛怀疑是急性阑尾炎引起的时候，千万不能盲目服用止痛药，会掩盖病情导致误诊，如腹痛不缓解或逐渐加重时要及时去岛礁医院或者附近卫生队诊治。

七、在远海环境下，急性阑尾炎如何治疗？

原则上急性阑尾炎，都应该施行手术切除阑尾，联合抗生素抗感染补液辅助治疗。若只是肿大的淋巴结引起的阑尾管腔狭窄，可以口服或者静脉滴注抗生素抗感染；若化脓了，有导致腹腔感染的风险，则需要手术，条件技术允许可以进行腹腔镜微创手术，只需要在肚皮上开三个小孔，把内窥镜和操作器械伸入腹腔，医生们看着显示屏来操作器械就可以完成手术，这种手术具有创伤小、并发症少、恢复快的优点。

八、在远海环境下，阑尾炎术后需要注意什么？

1. 伤口方面

高温、高盐、高湿等严酷的自然环境会影响伤口的愈合，手术后需要特别注意伤口的情况，保持伤口处的干燥和清洁，注意观察伤口有无局部的红肿、疼痛等感染的情况出现，有渗血、渗液须及时告诉医生护士进行换药，预防伤口感染的发生。

2. 运动方面

术后伤口还是会有点疼痛，但不会影响活动，应早期下床活动，可以有效促进胃肠功能的恢复，防止肠粘连、肠梗阻等并发症的发生。

3. 饮食方面

术后6小时可喝少量温水、吃流食，术后第2天可以进食半流饮食，但要少食多餐，待胃肠功能恢复后，可以正常饮食，进食富含维生素的新鲜蔬菜和水果。

4. 生活方面

注意避免熬夜和过度劳累，因为过度劳累可能会导致机体免疫能力低下，影响术后的恢复。

（张　闯）

第3节　不得不说的痔疮

俗话说"十人九痔"，可见痔疮的发病率之高，但大多数人对患有痔疮都羞于表达，尤其是长期远海人员。虽然痔疮是小病，一旦发展较为严重时，疼痛和便血的痛苦，常难以言说，影响身心健康，甚至影响日常训练及工作。因此，对于这难以言表的痔疮，你又了解多少呢？

一、肛门长什么样？

肛门是人体消化道末端的开口，即肛管的外口，位于两侧臀部中间。肛管周围由强韧的肌肉所围绕，由于肌肉群的持续收缩，肛门正常为收缩状态，在外形上呈现前后方向的缝状结构。由于肛门的收缩，周围会呈现放射状的皮肤皱折，因色素沉着局部颜色偏深，有毛发比较旺盛的人在肛门周围也会出现毛发。正常的肛门周围虽有皮肤皱褶，但大体应是平整的，没有异常肿块，也没有局部红、肿、热、痛等表现。

二、为什么会得痔疮？

痔疮会有如此高的发病率，因素较多，且说法不一，目前有两个比较认可的与解剖结构相关的假说——肛垫下移学说和静脉曲张学说，前者认为肛垫在排便时被推挤下移，长期腹内压增大引起肛垫内纤维间隔松弛，逐渐向远侧移位进而出现症状形成痔疮。后者认为长期反复的腹内压增大引起肛门静脉回流受阻导致血液瘀滞引起痔疮。但不管鉴于哪种学说我们都无法干预肛门的解剖结构。

此外，还有一些是不良生活习惯引起的痔疮。远海作业期间新鲜水果蔬菜摄入过少，维生素及膳食纤维素不足，易导致排便不畅或排便困难（图1-4-6）。长时间蹲马桶导致肛门、会阴部持续充血，引起痔疮的发生。部分任务人员长期便秘、营养不良等也易出现痔疮。同时，肛门周围感染也会增加痔疮的发生风险。

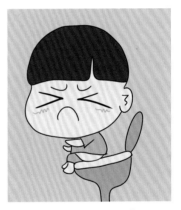

图 1-4-6　排便困难

三、得了痔疮会有什么样的表现？

根据痔疮（图1-4-7）发生的部位不同，又可以分为内痔、外痔、混合痔三种，那么相应的表现也不同。

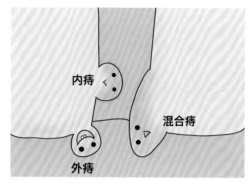

图 1-4-7 痔疮

内痔主要表现为便血和痔块脱出，很多人发现便血了才知道得了痔疮，根据痔疮的严重程度不同，临床表现也有所差别（表 1-4-1）。

表 1-4-1 内痔分期

内痔分期	临床表现
Ⅰ度	排便时有出血，便后出血自动停止，无痔块脱出
Ⅱ度	常有便血，痔块在排便时脱出肛门，便后可自行还纳
Ⅲ度	偶有便血，痔块在腹内压增大时脱出，无法自行还纳，需用手辅助
Ⅳ度	偶有便血，痔块长期在肛门外，无法自行还纳或还纳后又立即脱出

外痔主要变现为肛门部不适、潮湿、有时有局部瘙痒症状，如果有血栓性外痔，则有剧烈疼痛，肛门部表面可见红色或暗红色硬结。

混合痔兼有内痔和外痔的表现，严重时可呈现环状脱出肛门，呈梅花状，若发生嵌顿，可引起充血、水肿甚至坏死。

四、如何预防痔疮？

1. 建立良好的排便习惯

尽量定时规律排便，以晨起后排便为宜。避免长时间坐位或蹲位排便，排便时最好不要玩手机、看报纸杂志等，以免增加会阴部充血时间。排便时不要持续用力屏气排便，如大便不畅可以顺时针按摩腹部促进排便。

2. 合理调整饮食

多吃新鲜水果蔬菜，适量的膳食纤维，多吃谷物粗粮，可以增加肠蠕动促进排便，避免辛辣刺激食物。常见的含膳食纤维丰富的食物有谷类、根茎类蔬菜，新鲜水果，如橙子、火龙果、猕猴桃等。限制酒精的摄入，多饮水，每天 8 ~ 12 杯水为宜，1500 ~ 2000 mL，保持大便通畅，避免出现便秘情况。

3. 充分清洁肛门

排便后注意肛门部卫生，防止肛门周围感染，可用清水冲洗，建议使用柔软的纸巾，避免使用粗糙纸巾损伤肛门。日常保持肛门周围清洁干燥，勤换洗内裤。避免久坐，适当活动。

（周茹珍）

第五章　心血管科

即使远海任务人员大部分都是年轻力壮的小伙子，也挡不住心血管疾病的侵袭，面对陌生又熟悉的心血管问题，大家快来一起学习吧！

第 1 节　我的心跳忽快忽慢的

我们把工作时的心脏比喻成一支乐队，如果节奏混乱了，那么演奏出来的曲子就会杂乱无章。同样，如果心脏跳动的节奏忽快忽慢不规律，那么就发生了心律不齐，严重时还可能会导致心脏停止跳动。远海的环境和工作特点，提醒大家应该重视自己的"心跳"。

一、心脏是如何跳动的？

心脏（图 1-5-1）是一个泵血器官，我们可以将其比喻成上、下两层的楼房，上层是右心房、左心房，下层是右心室、左心室，同时心脏也有自己的墙壁（心肌）、门（瓣膜）、水管（冠状动脉）以及电路（心脏传导系统）。心脏有一个指挥中心，指挥心脏跳动的起搏点好比电源，产生一个电流后沿着埋在墙壁（心肌）里的"电路"（传导系统）从心房走到心室，使心肌收缩，从而使心脏跳动起来。电路放电一次，心脏就跳动一次，没有放电就没有心跳。

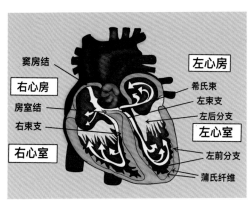

图 1-5-1　心脏

二、如何检测心跳次数？

对于健康人来说，脉搏数与心跳次数是相同的，都是心脏 1 分钟内跳动的次数。检测心跳最方便的方法就是搭脉搏，我们可以用右手的食指、中指、无名指轻轻地按在手腕掌侧（桡动脉）（图 1-5-2）、肘窝内侧（肱动脉）、颈侧（颈动脉）、足背部（足背动脉）中的任意部位，当指下有搏动感时开始计时 1 分钟，即为心跳次数（心率）。

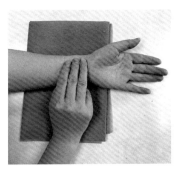

图 1-5-2　测脉搏（桡动脉）

三、心率怎样算正常？

正常情况下，成年人安静环境下心率正常范围在 60 ~ 100 次 / 分钟。

日常生活中，心率还会受到一些因素的影响，如新生儿心率较快，老年人心率较慢；体力劳动、剧烈活动，或是在紧张、激动等情绪变化时心率会加快，而睡觉、休息时心率会减慢；一般成年女性的心率比男性快；运动员及经常进行高强度锻炼的人，心率会偏慢。以上均属于正常现象，如若没有器质性病变或其他不良反应，不需要担心。

四、心跳突然加快怎么回事？

除个体的运动、锻炼状况外，心跳加快的因素还有很多，包括生理性、病理性、药物性因素。

1. 生理性因素

（1）气温：当气温上升时，心脏泵血量增加，心率也会随之增加，但一般不会增加超过 5 ~ 10 次 / 分钟。

（2）体型：体型肥胖者心率可能会比一般人稍快。

（3）情绪：人在压力过大、过分焦虑、情绪激动或兴奋状态下，心率都会加快。

（4）饮品：人在饮酒、喝浓茶或咖啡后会引起心率加快。

2. 病理性因素

（1）心脏本身疾病：各种类型的心脏病、心肌病、心衰、心律失常等导致的心动过速。

（2）心脏外的疾病：发热、贫血、缺氧、各种急慢性感染、甲亢、休克等均会引起心率加快。

3. 药物性因素

人在使用了肾上腺素、阿托品及麻黄素等药物后也会使心跳加速。

五、导致心跳过慢的因素有哪些？

心跳过慢的因素分为生理性、病理性和药物性三种。如果没有任何不适，无须治疗；如果出现头晕、气短、乏力甚至晕厥等症状时，则需积极治疗。

1. 生理性因素

睡眠状态时，心率会降到 50 次 / 分钟左右，甚至更慢；体力劳动者也会出现心动过缓，多见于年轻人及老年人；运动员的心率也会比较慢，长期锻炼使心脏的收缩力加强，每次泵血增加，所以只需要比较慢的心率就可以满足安静状态下的需要。

2. 病理性因素

见于冠心病、心肌病、心肌梗死及老年心脏传导系统退行性病变等心脏病变；脑膜炎、脑出血、脑外伤等引起的颅内压升高，黄疸、精神分裂症等会导致心动过缓；低体温、重度营养不良、甲状腺功能减退等代谢降低性疾病会使心动过缓；同时，也可见于高钾血症、碱中毒、尿毒症或血液酸碱度改变等电解质紊乱者。

3. 药物性因素

利血平、胍乙啶等降压药物、β-受体阻滞剂、利多卡因、镇静药、新斯的明及麻醉药物均可使迷走神经兴奋或直接抑制窦房结功能而导致心动过缓。

六、如何让心脏"乖乖听话"?

心脏是否健康对人体健康意义重大,所以我们要采取健康的生活方式,远离危险因素。

1. 健康饮食

少吃油炸及高胆固醇食物如蛋黄及动物内脏;低盐低糖饮食;高蛋白饮食如鸡蛋、瘦肉;每天进食一定数量的瓜果蔬菜;肥胖者需要减肥。

2. 适量运动

每天坚持不少于 30 分钟的运动锻炼,如散步、游泳、打太极、骑自行车等。人的血管好比一条河流,我们希望细水长流,而不是今天发水、明天干涸,这样对河岸的破坏更大,所以不提倡突击剧烈运动,贵在坚持。

3. 充足的睡眠

长期熬夜,可致心脏超负荷工作,进而导致心肌缺血、心律失常,严重者可导致心梗、甚至是猝死。因此要想保护好心脏,必须保证充足的睡眠。

4. 良好的心态

如果情绪处于紧张状态,那么一定要改,笑多一点、幽默多些。自我调节情绪的方法包括多接触幽默读物、电影或电视节目，不要过于严肃，抱着易满足、常感恩的人生观，不为鸡毛蒜皮的事烦躁不安。

每个人的具体情况不同，所以心跳快慢也不同。如果没有超出正常范围太多且没有不适症状，则不需要担心；但如果超出正常范围，且出现心慌、气急、乏力、头晕等症状时，则需要引起重视，及时就医。

（胡文琳）

第 2 节　高血压，控制一下

血压，是指血液在血管内流动时作用于单位面积血管壁的侧压力，它是推动血液在血管内流动的动力。当人的心脏收缩时，血液从心脏泵出，对血管内壁产生的压力称为收缩压，也叫作高压；人体心脏舒张时，动脉血管弹性回缩，这时产生的压力称为舒张压，又叫作低压。随着时代的发展和生活水平的提高，高血压的发病人群逐渐年轻化。因此，对于远海任务人员，关注自己的血压已经越来越重要。

一、血压高是不是高血压？

血压高 ≠ 高血压。

高血压诊断标准：在未使用降压药物的情况下，4 周内复查两次，非同日 3 次在诊室测量血压，发现收缩压 ≥ 140 mmHg 和（或）舒张压 ≥ 90 mmHg（收缩压 ≥ 140 mmHg 且舒张

压 ≥ 90 mmHg、收缩压 ≥ 140 mmHg 且舒张压 < 90 mmHg、收缩压 < 140 mmHg 且舒张压 ≥ 90 mmHg），即为高血压。

如果只是偶尔几次出现血压偏高的情况，并不能诊断为高血压。

二、根据高血压水平可有哪些分类？

如果有高血压病史，目前正在服用降压药物，不管现在的血压水平多少，仍属于高血压范畴。根据血压升高水平，又将高血压分为 1 级、2 级和 3 级（表 1-5-1）。

表 1-5-1 高血压水平分类

分类	收缩压（mmHg）		舒张压（mmHg）
正常血压	< 120	和	< 80
正常高值	120 ~ 139	和（或）	80 ~ 90
高血压	≥ 140	和（或）	≥ 90
1 级高血压	140 ~ 159	和（或）	90 ~ 99
2 级高血压	160 ~ 179	和（或）	100 ~ 109
3 级高血压	≥ 180	和（或）	≥ 110
单纯收缩期高血压	≥ 140	和	< 90

三、高血压诱发因素有哪些?

高血压诱发因素(图 1-5-3)包括不良生活习惯、年龄,以及遗传等多方面,主要有高纳高钾饮食、超重和肥胖、过度饮酒、长期精神紧张、糖尿病、血脂异常等。

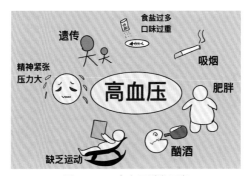

图 1-5-3　高血压诱发因素

四、诊断高血压后为什么还要做其他的检查?

在医院医生会建议您做一些其他的检查,比如 24 小时动态血压监测、心脏超声、心电图或 24 小时动态心电图检查等。做这些检查的目的是:证实血压确实是长期升高(不是偶然升高);观察血压升高的程度;排除继发性高血压;明确是否有"靶器官"损害;了解高血压患者是否有其他影响预后的心血管危险因素,如高血脂、糖尿病等。

五、得了高血压有哪些表现?

(1)高血压患者常没有明显的症状,特别是早期和轻度高血压患者,常被忽略,不容易引起重视。

（2）高血压最常见的症状是头痛（整个头部持续的闷痛、钝痛）、头晕、颈项板紧、疲劳、心悸等。

（3）多数症状在紧张或劳累后可加重，清晨活动后血压可迅速升高，出现清晨高血压，导致心脑血管事件多发生在清晨。

（4）当血压突然升高到一定程度时甚至会出现剧烈头痛、呕吐、心悸、眩晕等症状，严重时会发生神志不清、抽搐等，多会在短期内发生严重的心、脑、肾等器官的损害和病变，如中风、心梗、肾衰等。

六、高血压可以治愈吗？

高血压分为原发性高血压和继发性高血压。

原发性高血压没有明确的病因，不能根治，需要长期服用降压药。

继发性高血压，是指因某些疾病导致的血压升高，如肾病、肾血管狭窄、甲亢等，如果发现及时，治疗及时，是有望根治的，前提是原发病被彻底治愈。

七、降压药可以停吗？

有人觉得，吃药之后，每天的血压都是正常的，是不是可以把药停了？

不可以停药！高血压病是一种慢性病，很难根治，需要长期口服降压药。因为停药之后，血压会出现反弹，造成的血压波动对靶器官会有更大的损伤。如果服药期间血压已经在正常范围内或出现血压偏低，可以找医生调整用药。

八、高血压有哪些危害性呢（图1-5-4）？

1. "三高三低"

"三高三低"是我国高血压患者的主要特点，即患病率高、死亡率高、致残率高，知晓率低、治疗率低、控制率低。高血压是最常见的慢性心血管疾病，也是冠心病和脑卒中发病的重要危险因素。

2. 心脏

血压升高加重心脏负担，影响心脏的正常运转，长时间的超负荷运转会使心脏的结构和功能受损，导致心肌肥厚、心肌缺血、心绞痛、心肌梗死、心律失常等疾病的发生。

3. 心血管

血压高导致血管壁受压，血管弹性差，血液中胆固醇和其他碎片容易沉积在动脉上导致动脉粥样硬化，易造成脑梗、心梗、颈动脉狭窄、下肢动脉硬化闭塞性疾病等。

4. 脑血管

高血压使脑部血管狭窄，造成脑动脉血管的阻塞，可引起瘫痪和语音障碍等问题。由于长期高血压的影响，增加了脑血管壁的脆性，易引起血管破裂，导致脑出血，严重者可致死亡。

5. 肾脏

长期持续高血压使肾小球内囊压力升高，肾小球纤维化、萎缩以及肾动脉硬化，肾实质缺血和肾单位减少，最终导致肾功能衰竭。

6. 视网膜

视网膜小动脉早期发生痉挛，随着病程进展出现硬化改变。血压急剧升高可引起视网膜渗出和出血。

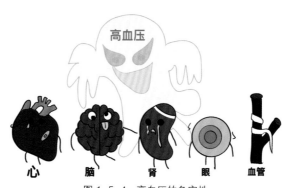

图 1-5-4　高血压的危害性

九、高血压的危害很大，平时我们应该注意什么呢?

1. 健康的生活方式

不吸烟，节制饮酒，合理膳食，适当限制钠盐及脂肪摄入，增加蔬菜与水果摄入；保持正常体重，坚持适量体力活动，超重和肥胖者应减轻体重；减轻精神压力，心理平衡。

2. 服用降压药

对于诊断为高血压的患者，合理选择、长期坚持、规律服用降压药是持续平稳有效降压的基本保证。高血压是慢性病，大多数患者需长期规律服用降压药来控制血压。控制高血压最有效方法就是早期发现、早期预防、早期治疗。

3. 定期检查

高血压患者应定期进行门诊复查，建议每月 1 次，全面评估后及时调整治疗措施。

（王琳琳）

第 3 节　下肢静脉曲张，你了解吗

静脉遍布在全身，是心血管系统中引导、输送血液返回心脏的管道。当这些管道由于血液瘀滞、静脉管壁薄弱等因素，发生了迂曲、扩张，就形成了静脉曲张。身体多个部位的静脉均可发生曲张，如精索、消化道、盆腔等，最常发生的部位在下肢。近年来，下肢静脉曲张发病率在年轻人群中有逐年上升的趋势，多表现为下肢肿痛、症状反复，甚至并发血栓性静脉炎、深静脉血栓形成等，严重影响体能训练。下面我们就重点讲一下原发性下肢浅静脉曲张。

一、我们的静脉是什么结构？

静脉通常由四层结构组成：最外层是外膜，中膜是平滑肌和基底膜，最内层是内膜（图 1-5-5）。与动脉相比，静脉的平滑肌更薄，因此更容易扩张。大多数静脉内有单向的阀门，称为静脉瓣膜，它们能够防止血液倒流，使血液单向回流到心脏（图 1-5-6）。静脉也分深静脉和浅静脉，深静脉通常被包绕在肌肉里面，一般情况是看不到、摸不着的。浅静脉则比较表浅，常位于皮肤下方，因此我们平常能看到的都是浅静脉。

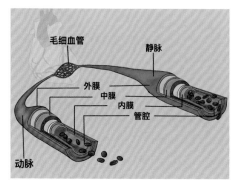

图 1-5-5 静脉的结构

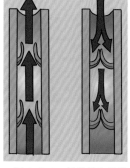

图 1-5-6 静脉单向瓣膜

二、产生或诱发静脉曲张的因素有哪些？

1. 静脉瓣膜结构不良和静脉壁薄弱

静脉瓣膜在血液回流中起着单向限制作用。如果瓣膜结构不良，则单向限制作用就会丧失，引起血液倒流，对下一级静脉瓣膜产生额外冲击，久而久之就会导致下级静脉瓣膜的逐级破坏。静脉中瓣膜的破坏使倒流的血液对静脉壁产生巨大的压力，即可引起静脉相对薄弱的部分扩张（图 1-5-7）。

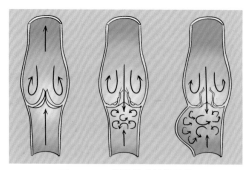

图 1-5-7 静脉瓣膜结构异常

2. 静脉内压持久升高

静脉血本身由于重力作用，对瓣膜产生一定的压力，正常情况下对其不会造成损害，但当长期站立、重体力劳动、妊娠、慢性咳嗽、长期便秘等情况下，静脉内压力增高，加剧了血液对瓣膜的冲击力和静脉壁的压力，导致静脉曲张。

3. 年龄、性别

由于肢体静脉压在身体长度达最高时达到最高压力，青春期前身体不高，故静脉口径较小，均可防止静脉扩张，所以尽管 30 岁前有患严重静脉曲张，但大多数是随年龄增长，静脉壁和瓣膜逐渐失去其张力，症状加剧迫使患者就医。静脉曲张以女性多见，可能由于妊娠诱发或加重静脉曲张。但在没有妊娠的女性，其发病率也比男性高（男：女 =1：3），其原因可能是女性骨盆较宽大，血管结构过度弯曲可使骨盆内的静脉增加充血。

三、得了静脉曲张，会有什么表现？

（1）长时间站立后，发生静脉曲张的小腿感觉沉重、酸胀、乏力。

（2）腿部皮肤呈现红色或蓝色、"网状"或"蚯蚓状"的扭曲血管，或者像树瘤状的结节，静脉发生异常的扩张、扭曲（图 1-5-8）。

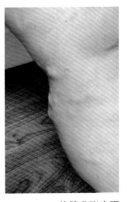

图 1-5-8　静脉曲张表现

（3）水肿，从脚踝慢慢发展至小腿。

（4）足靴区（从脚踝到小腿中部）皮肤增厚、营养障碍、皮肤呈褐色改变、湿疹、溃疡。

四、如何预防静脉曲张的发生？

（1）尽量不要久站久坐。

（2）对于客观原因需要站立和常坐的人群来说，建议进行适当腿部活动。

（3）长期从事重体力劳动和长期站立工作的人，可以穿梯度压力袜，通过外力的作用，促进血液回流。

（4）女性经期要多休息，经常按摩腿部，帮助血液循环，避免静脉曲张。

（5）加强小腿肌肉的锻炼，通过肌肉的收缩挤压作用，帮助把下肢静脉的血液运送回心脏（图1-5-9）。

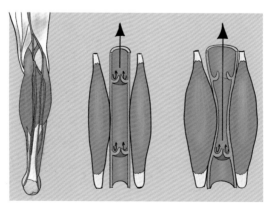

图1-5-9　腓肠肌收缩促进血液回流

　　五、已经发生了静脉曲张的人群，如何避免静脉曲张加重？

　　（1）避免长期保持站立或坐位，适当运动，促进下肢静脉血回流。

　　（2）保持正常体重，过重的力量压在腿上可能会造成腿部静脉回流不畅，使静脉扩张加重。

　　（3）戒烟。

　　（4）每间隔2～4小时抬高下肢10～15分钟。

　　（5）使用不含皂液的、温和的清洁剂保持脚及腿部清洁，并避免外伤造成皮肤破溃。

　　（6）使用无香精、无羊毛脂的保湿霜保持皮肤湿润。

　　（7）压力治疗：坚持穿梯度压力袜，保持梯度压力袜清洁，并注意其弹性功能是否改变。当梯度压力袜失去弹性时立即更换。

　　（8）使用静脉活性药物，通过降低毛细血管渗透性、减少炎症因子释放来改善腿部症状。

　　（9）外科治疗，纠正静脉反流：可进行浅静脉手术或穿通静脉手术，如疗效不佳，经彩超或静脉造影确诊深静脉瓣膜功能不全时，可考虑行深静脉瓣膜重建手术。

　　六、梯度压力袜是什么样的袜子？

　　梯度压力袜具有促进下肢静脉回流，治疗静脉曲张的作用。选择袜子时应注意：

1. 长度选择

梯度压力袜分为膝下型、大腿型、连裤型，其中膝下型比较容易穿着，但病变胃及大腿时应选用大腿型；若合并髂静脉病变，则选用连裤型（图1-5-10）。

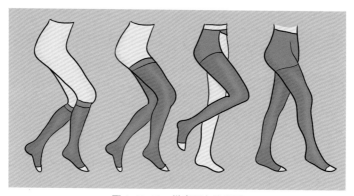

图1-5-10　梯度压力袜分型

2. 压力选择

选择二级压力袜，适用于下肢浅静脉保守治疗及术后治疗。

3. 尺寸选择

膝下型梯度压力袜需要测量足踝部最小周长、小腿最大周长，大腿型还应同时测量腹股沟下5 cm处的腿部周长（图1-5-11），若腹股沟位置难以界定，建议在髌骨上25 cm处测量。

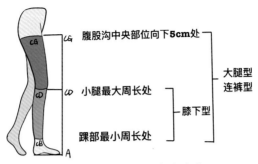

图 1-5-11　压力袜尺寸测量部位

七、梯度压力袜太紧，该怎样穿上去呢？

（1）在脚上穿上专用袜套（图 1-5-12）。

（2）将梯度压力袜外翻至足跟处（图 1-5-13）。

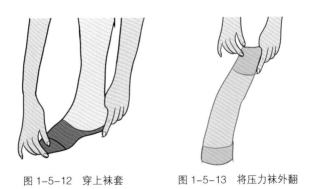

图 1-5-12　穿上袜套　　　图 1-5-13　将压力袜外翻

（3）两手拇指撑开梯度压力袜，拉至脚背，并调整好足跟位置（图 1-5-14）。

（4）将袜筒向上翻，拉至腿部（图 1-5-15）。

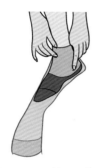
图 1-5-14　拉至脚背

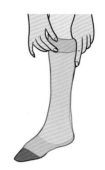
图 1-5-15　袜筒上翻

（5）从梯度压力袜开口处，轻轻拉出专用袜套，穿着完毕（图 1-5-16）。

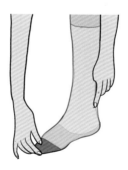
图 1-5-16　拉出袜套

（郝建玲）

第六章　泌尿科

泌尿系统里面可以长"石头"，你可相信？突如其来的剧烈腹痛难以忍受，原来是小小的"石头"搞的怪。

第1节　原来是尿路结石在作怪

"哎哟，痛死我了，医生快给我打个止痛针吧！"一位小同志一边说着，一边被战友搀扶进诊室。医生给他做了检查后，发现原来是尿路结石（图1-6-1）在作怪——一枚小结石卡在输尿管里，把咱们小同志搞得痛苦不堪。经过一系列治疗后，疼痛得到明显的缓解。

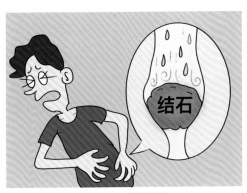

图 1-6-1　结石发作

一、结石发病率高吗?

泌尿系结石是泌尿外科常见的一种疾病，目前国内的发病率在 1% ~ 5%，其中，南方人群发病率可达到 5% ~ 10%。在我们普通人中，每年每 10 万人中就有 150 ~ 200 人发生结石，其中的 25%，可能需要住院治疗。有关于驻岛任务人员结石率的调查指出，飞行员发生结石的概率是 9.81%，而驻岛任务人员的结石发病率，相比于内陆和船运的发病率更高。

二、结石都长什么样子?

结石样子长的五花八门，形态以圆形或椭圆形多见，有些石头表面光滑，有些石头像桑葚子一样，表面凹凸不平。按照医学里的结石成分，分为草酸钙结石、磷酸钙结石、尿酸结石、胱胺酸结石等。远海任务人员结石病调查发现，最常见是草酸钙结石，然后是多种成分混合的结石。这些结石长在肾脏，就是肾结石；在输尿管，就是输尿管结石；在膀胱里，那就是膀胱结石；如果卡在尿道里，那就是尿道结石了。

三、结石患者需要做哪些检查?

针对尿路结石的检查有很多，在这里给大家介绍一下常见的检查，以及这些检查的优缺点。

1. 实验室检查

主要是血常规和尿常规，了解一下患者有没有出现感染情况，这是判断是否需要使用抗生素的依据。

2. 肾功能电解质检测

一般是针对有肾积水的患者，了解是否有肾功能损害，有没有高钾血症的出现。及早发现相关问题，及时做出对症处理。如果要寻找形成结石的原因，还需加做一些额外的血液检测。

3. 影像学检查

（1）彩超：简便、便宜、无创伤，是儿童和孕妇首选的检查方式。可以看到肾积水的情况，观察到膀胱和前列腺。但是，不能发现直径在 2 mm 以下的结石，对于输尿管中下段的结石可能也无法发现。

（2）尿路 X 片：可以明确结石的位置、形态、大小和数量，这个检查简便、价格便宜，但是无法发现一些特殊的结石，如胱氨酸结石。因为辐射的原因，并不适合妊娠期、哺乳期患者和儿童的检查。

（3）静脉尿路造影：这个检查有些特殊，需要患者在做检查的前一天晚上，口服泻药，排空大便。它可以发现一些特殊的结石或者钙化灶。了解到尿路的形态、肾脏的功能以及肾积水的程度。但是对碘过敏、严重肾功能不好和有心血管疾病的患者，是不能做这个检查的。

（4）CT 平扫检查：可以发现 1 mm 以上的各种结石，清楚显示结石的大小、形态及位置，是发生结石疼痛患者的首选检查，缺点是不适合妊娠期、哺乳期患者和儿童。

四、结石该怎么治疗？

根据结石所处的位置，我们将其分为：肾结石（包括

肾盏结石和肾盂结石）、输尿管结石、膀胱结石和尿道结石
（图1-6-2）。

（1）小结石：可以通过服用药物、多饮水、多运动来保守
治疗。

（2）各类较大的结石：绝大多数都选择微创治疗，这其中
就包括超声碎石，学名是体外冲击波碎石。

（3）肾结石：可以做输尿管软镜碎石或者是经皮肾镜碎石，
也就是通俗说的在肾上打洞碎石。

（4）输尿管结石：可以通过体外冲击波碎石、输尿管软镜
碎石，或输尿管硬镜碎石，甚至是通过腹腔镜取石头。

（5）排不出来的膀胱结石和尿道结石需要通过激光在膀胱
里将石头打碎排出。

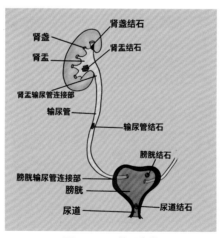

图1-6-2 结石分类

五、如何预防结石？

1. 多饮水

建议每天的饮水量在 2.5 ~ 3.0 L，相当于 5 ~ 6 瓶普通矿泉水。但是像可乐、葡萄汁、苹果汁、红茶、含有咖啡因的饮料应尽量减少饮用。

2. 运动

提倡适量的运动，因为过度运动不仅损伤关节，同时会大量排汗，这时候饮水量要在 2.5 ~ 3.0 L 的基础上额外加量。

3. 营养均衡

（1）减少草酸的摄入，如少吃甘蓝、杏仁、花生、甜菜、欧芹、菠菜、可可粉、红茶等。

（2）减少维生素 C 的摄入。

（3）减少高嘌呤食物的摄入，如少吃动物内脏、沙丁鱼、带皮的鲱鱼、凤尾鱼等。

（4）减少动物蛋白的摄入。

（5）适量摄入钙类食物，如多食用乳制品（牛奶、干酪等）、豆腐和小鱼等，但是不建议额外补充钙剂。

（6）增加水果和蔬菜的摄入。

（7）增加粗粮和纤维素的摄入。

4. 定期体检，及早发现结石

（秦盛斐）

第 2 节 隐秘的"静脉曲张"

说到静脉曲张，大家第一时间肯定会想到部位是腿，但其实还有一种静脉曲张，无论位置还是早期表现，都比较隐秘，让你察觉不到，它就是精索静脉曲张，即阴囊内呈蜘蛛网状的静脉丛迂曲和扩张，严重的时候，能看到阴囊上像蚯蚓一样的隆起（图1-6-3）。大部分人是在体检或出现不适感的时候才会发现。虽然远海任务人员中大部分都是男性，但谈及这一方面，可能还是会有点难以启齿，所以在这里给大家科普一下！

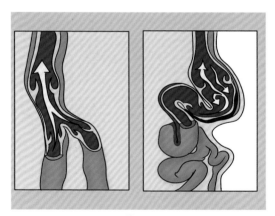

图 1-6-3　精索静脉曲张示意

一、为什么会出现精索静脉曲张？

精索静脉曲张分为先天性和后天性两种。先天性精索静脉曲张是自身身体结构因素和发育不良导致的。后天性精索静脉曲张是肚子里长了肿块或肾脏积水或异位血管的压迫引起的。也有人指出，长期吸烟与精索静脉曲张有一定的关系，但没有直接的证据。

二、精索静脉曲张发生率高吗?

普通人群发生精索静脉曲张的概率是 15%～20%，但在患有不育症的男性中，该病的发生率可高达 30%～40%。发病人群多为青壮年，在青春期之前，发病的概率只有 1%～2%，当进入青春期后，随着年龄的增大，发生率也随之增加。另外，左侧精索静脉曲张发生率要明显高于右侧。

青年任务人员由于生活环境的特殊，需要长时间执勤站岗，同时训练强度较大，个人又对不适感耐受强，就诊晚，所以会呈现出发生率很高的现象。

三、得了精索静脉曲张，有什么表现（图1-6-4）?

大部分患者，主要表现为一侧或者两侧的阴囊出现疼痛，有些人可能出现阴囊局部的下坠和胀痛。这些胀痛感可能会向小腹、腹股沟或者后腰部放射发散。特别是久站、劳累、或者长时间跑步等训练后，疼痛症状会加重；平躺、休息后症状会减轻或者消失。

在体检的时候，我们可以看到，患病一侧的阴囊会胀大，这侧的睾丸会下垂，在患侧阴囊的表面可能会看到像蚯蚓一样的隆起。平躺的时候，这些"蚯蚓"会变小。

还有一些人，是因为夫妻双方一直不能怀孕生育，去检查才发现患有精索静脉曲张。所以它也是引起男性不育的最常见因素。

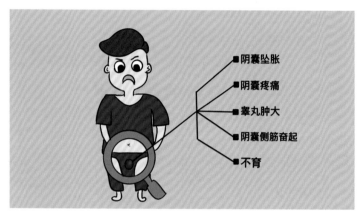

图 1-6-4　精索静脉曲张的表现

四、精索静脉曲张有哪些诊断方法？

针对精索静脉曲张，我们常使用三种方法。

1. 查体

患者站立时，可以看到患病一侧的睾丸会下垂，阴囊的表面可能会看到像蚯蚓一样的隆起。憋气鼓肚子的时候，可以看到"蚯蚓"变大，平躺的时候，这些"蚯蚓"会变小。

2. 阴囊及睾丸的彩色多普勒超声

可以准确地看到静脉中血液反流的现象和曲张静脉的管径大小，以做诊断。

3. 精液检查

若精液常规结果异常，建议行睾丸 B 超检查，查看是否有精索静脉曲张。

五、精索静脉曲张怎么治疗？

目前精索静脉曲张的治疗方案有三种。

1. 保守治疗

对于没有症状或者症状较轻的患者，可以采用阴囊托带 +
局部冷敷，避免过度性生活。

2. 药物治疗

如复合肉碱制剂（勃锐精），可以促进精子的成熟，提高精
子的数量和运动力；迈之灵，可以收缩血管，减轻阴囊睾丸的
坠胀不适感。当然，也可以使用中医疗法，如伸曲助育汤。药
物治疗的缺点是周期比较长，少则 1 个月，多则数年。

3. 手术治疗

针对精索静脉曲张的治疗，如已出现以下症状一般以手术
为主，如已出现严重不适症状，影响到生活工作；睾丸明显变
小，精液常规出现异常；女方生育能力正常，且已经排除了其
他引起不育的疾病等。部分患者可采取联合药物治疗。目前一
致推荐的是显微镜手术，它具有复发率低、并发症少的优点。
在没有开展显微镜术式的医院，会有腹腔镜和开放两种手术
方式。

六、如何预防精索静脉曲张？

长时间的站立，会诱发精索静脉曲张，所以需要合理安排
训练，做到劳逸结合。青壮年时期，性冲动旺盛与精索静脉曲

张也有一定的关系，避免过度手淫，将主要精力放在学习和工作上，保持良好的心理状态。了解精索静脉曲张相关知识，解除心理负担，正确看待疾病。当出现不适感时，及时就医，做到早发现、早预防、早治疗。

（秦盛斐）

第七章　妇科

　　女性在远海任务人员中是比较特殊的，每个月总有几天不舒服，尤其是作息不规律、作业任务重等原因易导致生理痛，这里有一些减轻生理痛小妙招，以中西医结合方法为女性任务人员减轻痛苦。

　　小王最近发现，在训练点名时，经常会有一、两个年轻女性因为"生理痛"请假，作为一名钢铁直男，他一直没想明白，什么是"生理痛"？自己怎么没有？这天外出，刚好与军医同行，作为一个不懂就问到底的好学宝宝，他大大咧咧地向医生提出自己的疑问，医生也给了他详细的回答。

　　一、什么是生理痛？

　　生理痛也就是痛经，是指女性正值经期或经期前后出现周期性小腹疼痛或腰骶痛，甚至出现剧痛晕厥，是妇科临床常见病和多发病。它分为原发性痛经和继发性痛经。

　　原发性痛经是指自月经初潮后就出现，但不存在任何病理原因的月经疼痛；继发性痛经是指在以后生活中才出现，由器质性疾病引起的月经疼痛。痛经主要表现有下腹疼痛坠胀、乏力、腰酸胀痛、乳房胀痛等，还会出现伴随症状如烦躁易怒、肛门坠胀、畏寒、头晕、头痛、腹泻、恶心呕吐、嗜睡等。随着痛经程度的加剧，出现伴随症状的比例会逐渐增高，还会不同程度地影响正常训练和工作。

二、远海环境下造成女性痛经的原因有哪些？

1. 对月经的认知不足

大部分年轻女性认为月经异常或月经期伴随症状无关紧要，有的甚至认为属于正常现象，觉得忍忍或是自行吃点止痛药物就行，不会给予重视和治疗。

2. 生理期相关知识缺乏

许多年轻女性生理期相关知识不了解或很少了解，缺乏对生理知识的认知，是影响月经状况的原因之一。

3. 不良的生活方式和行为

喜爱吃零食是女生的天性，很多年轻女性爱吃冰激凌、冷饮以及辛辣食物；不管天冷天热都用冷水洗漱、睡眠无规律、过度训练等，都会引起或加重痛经。

4. 精神因素

远离大陆及高强度的训练任务，容易使得年轻女性产生不同程度的抑郁、焦虑、恐惧等负面情绪，而这些负面情绪及其生化代谢物质，可以通过中枢神经系统刺激盆腔疼痛纤维。同时，抑郁和焦虑等情绪因素会影响痛觉，使痛觉阈值降低，导致痛经的发生。

三、如何预防痛经?

首先，要养成健康生活方式及良好行为，如注意经期保暖、培养良好的作息规律、保证充足睡眠、合理膳食、积极进行心理调适、缓解不良情绪、保持积极乐观的精神状态等，提高经期自我健康管理能力。同时，在女性任务人员经期，减缓大强度的体能训练，重视劳逸结合，有效改善月经状况，促进女性任务人员身心健康。学会控制自己的情绪，保证充足的睡眠，生气或者郁闷可以使肝气瘀滞，从而引起乳房胀痛、两肋痛。经期不要淋雨，不要涉水。避免饮茶（红茶、绿茶、乌龙茶以及花茶都不适宜）、咖啡、可乐、进食巧克力、冰激凌等刺激性食物。

四、痛经了该怎么办?

1. 药物治疗

对于原发性痛经，缓解疼痛的首选方法为非甾体类抗炎药，如布洛芬、莱普生，200 mg 口服，每日 3 次，在医生的指导下口服药物。

2. 非药物治疗

非药物治疗主要是通过物理方法、膳食调理以及中医护理技术来调经止痛。

（1）物理方法：在痛经时可以在疼痛部位放置一个热水袋或使用暖宝宝来缓解疼痛，有条件的可以用红外线灯照射疼痛部位达到止痛效果。

（2）食疗（月经前后食用）：①当归益母草蛋：将 10 g 当归、30 g 益母草、3 个鸡蛋加清水煮至鸡蛋熟后，将鸡蛋去壳再煮片刻，去渣取汤汁。喝汤吃蛋，每次吃 1 个鸡蛋，每天 3 次，连续 5～7 天。适用于血瘀痛经，经色紫暗有块，血排后疼痛减轻者。

②姜枣红糖汤：5 g 干姜、10 颗红枣、30 g 红糖加水同煎。每天 2 次，连续 5～7 天，温热饮用，可以暖宫散寒，用于寒凝痛经。

（3）花茶：①玫瑰花搭配枸杞泡水喝，可以疏肝理气、滋阴补血、调经止痛。②陈皮搭配山楂泡水喝，可以缓解气血运行不畅引起的头痛。需要注意的是，饮用花茶必须在月经期前，月经期需暂缓饮用。

（4）穴位按摩：经期头痛明显者，按揉足临泣穴 3～5 分钟，头痛可明显缓解。足临泣穴（图 1-7-1）位于足背外侧，第四趾、小趾跖骨夹缝中。

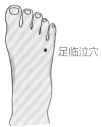

图 1-7-1　足临泣穴

（5）刮痧：月经前期、行经期腹部隐痛或疼痛明显，用刮痧板或刮痧器皿蘸取润滑油刮拭足三里（小腿外侧，膝眼下 3 寸即四指，据胫骨前缘 1 横指）及足三里下 2.5 寸、沿胫骨向下刮拭整个小腿前方（图 1-7-2），对缓解腹痛有立竿见影的作用。刮拭的时候注意刮痧板与皮肤的角度大约 45°，刮至出痧或每个部位刮拭 25～30 次。

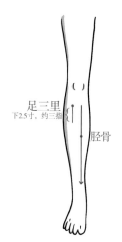

足三里
下 2.5 寸，约三指

胫骨

图 1-7-2　痛经足部刮痧部位

（6）针刺治疗：腕踝针留针双下 1 区（在拇指触及跟腱内缘处），选用 0.25 mm×0.25 mm 的针灸针，针刺双下 1 区（图 1-7-3），留针 12 小时；同时选用 0.3 mm×1.5 mm 揿针贴于三阴交（图 1-7-4）、合谷穴（图 1-7-5），此方法效果明显，但需在中医专科护士指导下进行。

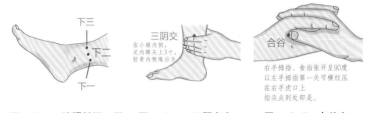

图 1-7-3 腕踝针下 1 区　　图 1-7-4 三阴交穴　　图 1-7-5 合谷穴

（刘益群）

第八章　内分泌科

高尿酸血症（图1-8-1），你是否有了解过？其实这个疾病在远海任务人员中是一种比较常见的疾病，但由于很多人没有症状或症状不明显而被忽视。

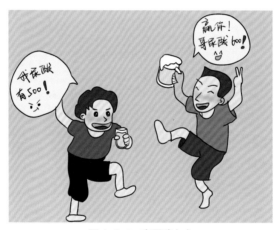

图 1-8-1　高尿酸血症

高尿酸血症是尿酸生成过多或排泄减少而引起的疾病，许多食物中含有较多的嘌呤，如动物内脏、海鲜、红肉等，进入人体内转化成尿酸经肾脏排出体外，长期食用高嘌呤食物会使体内尿酸持续升高，从而出现高尿酸血症。远海任务常常需要几个月甚至更长时间在海上生活和工作，食物储存、供应和补给受到了很大的制约，因此多以冷冻鱼、肉、干菜等高嘌呤食物为主，缺少新鲜叶类蔬菜的摄入，易发生高尿酸血症。非同日两次空腹血尿酸水平男性高于 420 μmol/L，女性高于360 μmol/L，可诊断为高尿酸血症。

一、为什么会得高尿酸血症？

高尿酸血症除了过量饮食啤酒和高嘌呤食物以外，遗传因素、肾脏功能受损也是其产生的重要原因之一。

1. 原发性高尿酸血症

尿酸排泄减少：80% ~ 90% 的高尿酸血症患者具有尿酸排泄障碍，肾部分功能异常导致尿酸无法正常排出或排泄减少。

尿酸生成增多：由先天性嘌呤代谢障碍引起，与尿酸酶基因失活、尿酸合成或转运过程中相关基因缺陷有关。

2. 继发性高尿酸血症

某些血液病（如白血病、多发性骨髓瘤、淋巴瘤及恶性肿瘤化疗或放疗后）因尿酸生成过多导致高尿酸血症；慢性肾病：肾小管分泌尿酸减少而使血尿酸增高；某些药物（如呋塞米、依他尼酸、阿司匹林等）抑制尿酸排泄而导致高尿酸血症。

二、高尿酸血症有哪些症状？

高尿酸血症患者的血尿酸呈波动性或持续性增高，无症状性高尿酸血症仅有血尿酸增高。5% ~ 12% 的高尿酸血症最终发

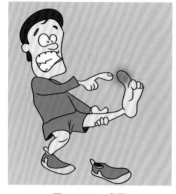

图 1-8-2　痛风

展为痛风（图1-8-2），出现反复发作的痛风性关节炎、间质性肾炎和形成痛风石，严重者出现关节畸形或尿酸性尿路结石。较多高尿酸血症患者伴有肥胖、血糖升高、血脂异常、高血压和动脉硬化等症状。

三、如何预防高尿酸血症（图1-8-3）?

改变生活方式是预防及治疗高尿酸血症的关键，包括健康饮食、戒烟、戒酒、坚持运动和控制体重。研究显示，饮食治疗大约可以降低血尿酸 70 ~ 90 μmol/L。

1. 饮食

以低嘌呤食物为主，建议食用各种谷类制品、水果、蔬菜、牛奶、奶制品、鸡蛋等。日常多饮水并减少饮料和浓茶的摄入，以白开水、矿泉水、碱性水为主，使每日尿量达到2000 mL 以上，增加尿酸的排

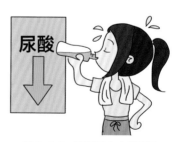

图 1-8-3　高尿酸血症的预防

出。严格控制嘌呤含量高的食物，包括动物内脏、沙丁鱼、凤尾鱼、浓肉汤、啤酒、海鲜、肉类、豆类等，蛋白质摄入量限制在标准体重 1g /（kg·d）。

2. 运动

注意劳逸结合，放松心态，保持良好睡眠。每日进行中等强度运动 30 分钟以上，以游泳、太极拳、乒乓球、快走等有氧运动为主，避免高强度剧烈运动。肥胖者应减体重，BMI 指数［体重（kg）÷ 身高（m）^{2}］控制在 19～23.9 正常范围内。

3. 自我监测

高尿酸血症不等于痛风，大多数人仅有血尿酸升高而无症状，少部分人最终会进展为痛风，所以日常注意监测自己是否有关节红、肿、热、痛甚至关节畸形，以及腹痛、尿液发红等症状，如有上述症状需及时就医。

（祁智）

第九章　其他

第1节　当同伴中暑后，我们可以做什么

中暑是人体长时间处于高温、高湿的环境中工作、运动或执勤，大量出汗丧失水分，导致自我调节体温的功能失调，引发的各种不适症状。远海任务人员长时间在密闭的高温环境中工作或长时间在阳光下执勤，加之海洋高湿环境，不利于皮肤散热，这些都可以诱发中暑，若不及时处理，会严重威胁生命安全（图1-9-1）。

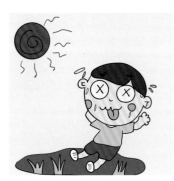

图1-9-1　中暑

一、中暑有什么症状（图1-9-2）?

根据症状分为先兆中暑、轻度中暑和重度中暑。

1. 先兆中暑

症状较轻，主要以大汗、体温升高、四肢无力、头晕、口渴、头痛、注意力不集中、眼花、耳鸣、动作不协调等症状为主。

2. 轻度中暑

先兆中暑未及时处理，症状会继续加重，体温上升到 38 ℃以上，并且出现皮肤灼热、面色潮红或脱水（如四肢湿冷、面色苍白、血压下降、心跳加快等）症状。

3. 重度中暑

轻度中暑未及时处理，症状进一步加重，发生重度中暑，包括热痉挛、热衰竭和热射病三种类型。

（1）热痉挛：多见于健康青壮年，表现为在高温环境下进行训练时，训练过程中或训练后出现短暂性、间歇性发作的肌肉抽动，一般持续约 3 分钟。

（2）热衰竭：表现为多汗、疲劳、乏力、眩晕、头痛、判断力下降、恶心和呕吐等。体温升高，无明显神经系统损伤表现。

（3）热射病：分为劳力性热射病和非劳力性热射病。

1）劳力性热射病：在户外进行重体力劳动或剧烈体育运动时，出现发热、头痛或突然晕倒、神志不清等，体温可迅速升高，达 40 ℃以上，出现谵妄、嗜睡和昏迷。可伴有急性肾衰竭等多脏器功能衰竭，病死率极高。

2）非劳力性热射病：刚开始症状不易发现，1～2 天后症状加重，出现神志模糊、谵妄、昏迷等，体温高达 40～42 ℃，可有心脏衰竭、肾脏衰竭等严重并发症。

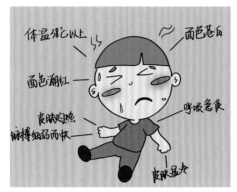

图 1-9-2　中暑的症状

二、中暑时如何救治？

现场救护"八字"原则：转移、降温、补水、转送（图 1-9-3）。

（1）转移：迅速转移至通风、阴凉、干爽的地方，平卧并解开衣扣，头偏向一侧，如衣服被汗水浸湿应更换衣服。

（2）降温：用冷毛巾、冰块放在额头上冷敷，体温过高时可用冰水或冷水全身擦浴。

（3）补水：及时补充水分，可补充少量清凉饮料或小苏打水，但不可急于补充大量水分，以免引起呕吐、腹痛、恶心等症状。

（4）转送：症状严重者需尽早转送至有条件的医疗场所。

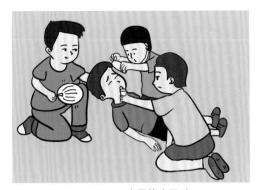

图 1-9-3 中暑救治原则

三、如何预防中暑（图1-9-4）？

（1）选择透气、宽松的衣服。出行或执勤时做好防晒准备，携带好防晒用具和防暑药物，如遮阳伞、防晒帽、风油精、藿香正气水等。

（2）调整户外运动的时间和强度，尽量避免暴露在高温环境下，将户外活动安排在早晨或傍晚，活动一段时间后注意在阴凉的地方进行休息。

（3）当室内温度高于35 ℃，应使用空调，合理设置空调温度，并注意适时开窗通风。

（4）合理饮食，保持身体的水分。及时喝水补充水分，大量出汗时可补充含盐和矿物质饮品，减少含糖饮品的摄入。日常饮食和生活中，多吃含水量高的蔬菜和水果，如西红柿、黄瓜、西瓜和绿叶蔬菜等。

（5）关注天气信息，学习中暑相关疾病的症状和体征，在出现中暑表现时能够及时处置。

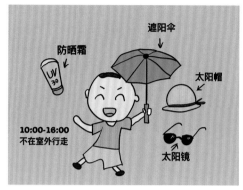

图 1-9-4　预防中暑

（祁　智）

第 2 节　令我痛苦的失眠

小王这两天不知什么原因总是睡不着，每天睡眠时间加起来连 6 个小时都没有，导致白天训练和工作都是无精打采，天天顶着个熊猫眼，让他痛苦不堪，因此他来到卫生室寻求医生的帮助。失眠是频繁而持续的入睡困难和（或）睡眠状态维持障碍，导致睡眠时间或睡眠质量不能满足个体生理需要，并且影响机体白天的日常生活。

一、造成失眠的原因有哪些？具体表现是什么呢？

引起失眠的因素有很多，包括躯体因素、心理因素以及药物因素等。有调查表明，远海任务人员在自我评价失眠的原因有环境的改变、床太狭小、时差改变、与同室战友睡眠时间不同、躯体部位疼痛（如痛经、腰痛、肩颈痛、头疼等）等。

失眠的表现有难以入睡、睡眠不深、多梦、早醒、醒后不易再睡、疲倦等，要判断自己是否失眠，可依据睡眠时间不足，或睡得不深，分为以下几种。

（1）起始失眠：也就是入睡困难，卧床休息30分钟内不能入睡。

（2）间断失眠：是指不能熟睡或睡不安宁，容易惊醒，常有噩梦。

（3）终点失眠：容易入睡，但半夜醒来后觉醒时间持续30分钟都不能再度入睡。

（4）早醒：指比正常时间早醒30分钟及以上。

二、失眠会有什么危害呢？

中医认为，失眠使阳气不能归位，阴气无法安宁，导致人体阴阳两伤。西医认为失眠会继发一系列的身体不适症状，降低身体免疫力，引起头痛、自主神经功能紊乱、情绪的改变，导致人的执行功能障碍，注意力、集中力和记忆力下降，生活质量也下降，严重的会影响任务人员日常工作效率和作战能力。

三、如何预防失眠？

预防失眠首先要养成良好的生活习惯，如每天坚持适量运动，减少白天睡眠时间；睡前不要过度兴奋，不要饮用浓茶、咖啡、可乐等可引起神经兴奋的饮料；在日常生活中可多进食红枣、百合、燕麦、枣仁等安神食物。

四、出现失眠该怎么办？

1. 药物治疗

目前临床上较为常用的治疗手段，能有效地解决患者睡眠问题。所用药物一般为地西泮、阿普唑仑、黛力新、乌苯美司、疏肝解郁胶囊、枣仁安神胶囊、龙胆泄肝丸等，但容易产生滥用、依赖等不良反应，而且长期服用安眠药物又可引起医源性疾病，因此，药物须在医生指导下服用。

2. 非药物治疗

中医技术通过调整人体脏腑气血阴阳的功能，常能明显改善睡眠状况，且不引起药物依赖及医源性疾患，因而越来越受到人们的重视。

（1）花茶：①三花解郁茶：月季花6朵、玫瑰花6朵、茉莉花12朵，沸水冲泡代茶饮，可以起到疏肝理气活血、解忧郁作用，用于表现为心烦、急躁、梦多、肝火引起的睡眠问题。②莲子心甘草茶：2 g莲子心、3 g甘草放入茶壶用沸水冲泡1分钟倒掉，再次冲入沸水焖制10分钟后饮用，可以反复冲泡，用于心火过旺引起的心烦失眠。

（2）药膳（荞麦荔枝红枣粥）：50 g干荔枝去壳备用、30 g红枣和100 g荞麦洗净泡发，冰糖30 g备用。将水放入砂锅烧开后，放入去壳荔枝及泡发好的荞麦、红枣煮开后转小火熬40分钟，放入冰糖，搅拌均匀即可食用，用于肝气瘀滞、心烦失眠。

（3）穴位敷贴：12 g 白芷、15 g 夜交藤、10 g 败酱草，一同碾碎，用蜂蜜或醋调和制成丸状。夜晚睡前，用胶布固定贴敷于太阳穴、神门穴（图 1-9-5）、涌泉穴（图 1-9-6）。

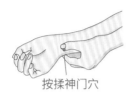
图 1-9-5　神门穴

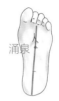
图 1-9-6　涌泉穴

（4）按揉神门穴：神门穴位于人体手腕内侧，小指延伸至手腕关节与手掌相连一侧的腕横纹中，尺侧腕屈肌腱的凹陷处。按摩此穴有泄心火、和脾胃、增加困意，宁心安神的作用。用指腹轻轻按揉，感觉有酸胀感为好，约 5 ~ 6 分钟。

（5）揿针耳穴治疗（图 1-9-7）：选用 0.3 mm×0.9 mm 揿针贴于交感、神门、肾、肝、脾、心、皮质下、脑、内分泌、肾上腺，此方法效果明显，但须在中医专科护士指导下进行。

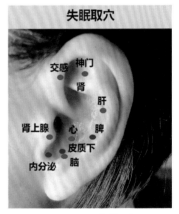
图 1-9-7　失眠耳穴

（刘益群）

第3节 勇敢地走进心理门诊

远海环境下（图1-9-8）执行任务的任务人员比较特殊，高盐、高湿、高温，面积狭小、设施缺乏等特点，以及面对部队、家庭和社会中的诸多应激事件，他们承受着较大的心理压力。这些心理问题若不及时疏导，将直接影响他们的心理健康，甚至演变成严重的精神疾病。今天，让我们一起探索大家的内心，并勇敢地走进心理门诊。

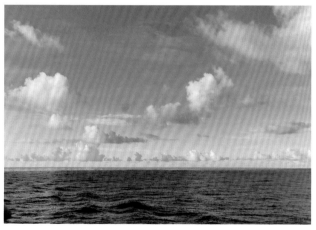

图1-9-8 远海环境

一、远海任务人员常出现哪些心理问题？

心理问题指的是任务人员在学习、训练、日常生活中表现出的心理失调，常见的有适应问题、自我意识问题、人际关系问题等。

远海任务人员的心理问题按其程度可分为两种，一是一般的心理问题，指个体心理由于受到刺激，暂时处于焦虑、恐惧、压抑、担忧、矛盾、应激等状态。此时依靠自我调节或寻求心理咨询、接受心理疏导均可起到很好的效果。二是心理疾病，包括神经症、人格障碍、性变态等。

而远海环境下由于工作环境特殊、航程远海时长、生活艰苦等一系列原因，普遍呈现出以焦虑、抑郁为主的心理健康状况。

二、远海环境下为什么容易发生心理问题？

1. 海况恶劣，身心意志面临考验

大风大浪，高温高盐高湿持续，任务人员体力消耗大，可能会发生晕船呕吐，对身心意志都带来了严峻考验。有的任务人员担心自己身体可能吃不消，有的任务人员担心任务期间患病影响工作，还有的任务人员感觉海域生疏、情况复杂、安全威胁大。

2. 面临海域挑战多，心理问题须重视

离家万里，孤悬海外，长时间执行紧张繁重的任务，任务人员可能会身心疲惫。长时间在远海执行任务，难以得到充分休息。长期在同一方海域，执行同一种任务，活动在同一个狭小空间，从事同一项单一工作，生活单调枯燥。有的任务人员认为，每天局限于住舱、战位、餐厅的"三点一线"活动范围，每天都是值班、操演等重复性工作，每天面对的都是同样的面孔、同样的蓝天大海，时间长了可能出现抵触情绪和厌烦心理，

甚至产生较大心理疾患，处理引导不当，可能成为影响任务顺利完成的重大现实问题。

3. 任务连续时间长，后顾之忧难避免

有的任务人员担心较长时间与社会隔绝、与家庭分离，会产生一些矛盾和问题。有的任务人员可能因思念家乡产生烦躁情绪，还有的任务人员认为"父母会为自己担心"，有的任务人员面临家属就业、子女入学等问题，担心家庭无人照顾，有的任务人员对婚恋、走留、未来前途等实际问题产生忧虑。

三、发生心理问题有什么危害？

心理问题的增多，不仅直接影响了任务人员的身心健康，而且给集体内部的安全稳定和全面建设带来了严重影响。心理因素直接影响到任务人员的认知、情感和意志，影响到任务人员的工作效率，决定着积极性、创造性和智能的运用。优良的心理素质，可以提高战斗能力；反之，则极大地影响工作水平的发挥，甚至使之丧失战斗力。

四、出现什么样的情况需要看心理门诊？

心理问题如同感冒发烧一样，是一种常见的、多发的问题，关键在于转变观念，正视疾病勇敢地走进心理门诊（图1-9-9）。

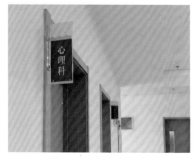

图1-9-9　心理门诊

当个人凭借自己的能力难以驾驭，难以解决这些问题时，就应及时地寻求帮助。尤其是出现下列情况时更应及时去看心理门诊，寻求帮助、干预，以免进入恶性循环。

1. 难以控制的情绪反应

持续情绪低落、兴趣减少，对工作、学习、生活丧失信心，悲观失望，觉得没意思，或心烦、气急，坐立不安，看什么都不顺眼，为一点儿小事就发脾气，让人难以忍受。

2. 焦虑、强迫

不明原因的恐惧感，担心家人的安全，反复联想一些不愉快的，甚至是一些毫无意义的事情，反复检查做过的事。明知没必要仍是不放心、自己难以控制，感到痛苦，以致影响工作、学习、生活。

3. 短期及长期各类睡眠障碍

入睡困难、早醒、易醒、多梦、睡眠感缺失等。

4. 适应障碍

社交恐惧，在和别人交往时感觉紧张、不自然，回避一些特殊的人或场景。难以适应外界环境改变，影响日常生活、工作、学习。

5. 心身障碍

具有明显的躯体不适主诉，经常头晕、疼痛、心慌、憋气、气短，严重发作时可伴有濒死感、胃肠功能紊乱、食欲减退等。但经多种检查，均未发现有器质性病变。

五、如何预防心理问题的发生呢?

1. 对"心理问题是什么"有一个通识性的了解

心理问题可能会发生在每个人身上,是我们在生活中面临压力、刺激之后,心身处在一个非平衡的状态,需要专业人士的帮助来解决问题的正常现象。心理咨询是帮助我们更有效地克服困难、更深入地了解自己的方式,做心理咨询对缓解情绪问题、改善认知方式、促进行为改变有很好的效果。

2. 培养自我觉察的习惯

对自身的情绪状态、思维模式、行为表现有自我反思的能力,但这种反思并不是评价自己,而是"看见"我自己当前处于什么状态;处在这种状态中我是否舒服;不舒服的话,是哪里感到不舒服;我有没有方法改善当前的状态。人是有基本的自我调节能力的,所以面对一些生活中的小挫折、小压力是可以自行应对的。但是,有的时候,现实中的问题只是表面,它更像是一个导火索,会牵一发而动全身。一个看起来没什么的小问题,可以引发一些"情结",就是我们过去生活经历中遇到的一些"卡点"(如原生家庭的冲突,过去的创伤经历等)。这些被压抑在潜意识中,会通过当前生活中的某些现实问题而被再次引爆,这就会产生"明明也没发生多大事儿,但我怎么就是走不出来"的这种情况。所以,如果你觉得自己无法解决自己的问题,而这个问题又影响到了你的心情、工作效率、睡眠质量,甚至还影响到身体健康时,就要考虑是否需要心理咨询了。

3. 保持"行动"的习惯是预防心理问题的良药

让自己的生活变得更充实、更有趣、更自律，给自己定目标、设挑战，同时也懂得取悦自己，让身心能量保持一种流动的状态，而不是遇事就陷在自己的世界里胡思乱想。

4. 不要畏惧心理问题，把它视为自我成长的契机和挑战

（郝建玲）

PART TWO

第二篇

健康维护篇

　　远海环境下，不只需要关注常见病，生活中的健康维护也应该受到重视，如晕船、睡眠、便秘等，心身都健康了，才能更好地坚守自己的岗位。

第十章　良好生活习惯的养成

良好的生活习惯可以带给我们健康、快乐、舒适的生活，让生命受益。健康来源于日常生活的点点滴滴，而这些小习惯往往容易被忽略，现在需要大家一起养成良好的生活习惯，维护健康，以更好的姿态坚守岗位。

第 1 节　戒烟吧，同志们

自 18 世纪纸烟出现以来便盛行全球，而我国是世界上烟草生产第一大国。远海任务人员是一个特殊的群体，以青壮年男性为主，常年以"舰""岛"为家，集中居住，管理严格，训练任务重，吸烟行为较为普遍。虽然知道吸烟有害健康，但具体危害也一知半解，加强宣传教育十分必要。那你对纸烟了解多少呢？

一、你了解香烟吗？

香烟是我们"熟悉的陌生人"，烟雾缭绕中看不清楚它的容颜（图 2-10-1），其实烟草燃烧产生的烟雾是由 7000 多种化合物所组成的复杂混合物，这些化合物绝大多数对人体有害，其中至少有 69 种为已知的致癌物，如多环芳烃、亚硝胺等，而尼

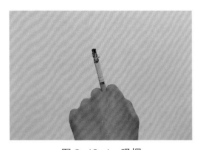

图 2-10-1　吸烟

古丁是引起成瘾的物质。有人会说我不吸烟，我闻闻应该没事吧？答案是否定的！即使你不吸烟，二手烟中含有几百种已知的有毒或者致癌物质，包括甲醛、苯、氯乙烯、砷、氨和氢氰酸等。

与吸烟者本人吸入的烟雾相比，二手烟的许多致癌和有毒化学物质的浓度更高。因此，二手烟民无形中成为"空气净化器"。

二、香烟有哪些危害？

你吸的每一口烟，都在透支自己的身体。开始吸烟年龄越早，肺癌发生率与死亡率越高。烟草中焦油沉积到肺部，增加肺部病变风险（图 2-10-2）；吸烟产生的一氧化碳使血液中氧气含量减少，造成高血压相关疾病；吸烟产生自由基破坏

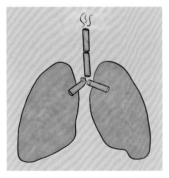

图 2-10-2　吸烟的危害

相关组织结构，癌变风险增高。所以吸烟不止，生命停止，热爱生命，远离香烟。

被动吸烟即俗称的"吸二手烟"，是指生活中吸烟者周围的人们，不自觉地吸进烟雾尘粒和各种有毒物质。专家指出，被动吸烟者吸入的分流烟中有一些有害物质比吸烟者本身吸入的

主流烟含量更高。如一氧化碳，分流烟是主流烟的 5 倍，亚硝胺（强烈致癌物）是 50 倍等。烟雾缭绕中，我们已经"中毒"，因此要拒绝二手烟（图 2-10-3）。

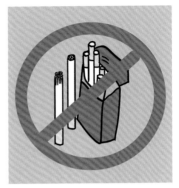

图 2-10-3 拒绝二手烟

三、如何降低香烟的危害呢?

最好的办法当然是远离香烟或戒烟（图 2-10-4），戒烟要从你做好准备和下定决心的那一刻开始，完全戒烟或逐渐减少吸烟次数，通常 3～4 个月就可以成功。但当前体能训练强度大，强制性戒烟不现实，我们可以采取一些其他措施，减少香烟带来的危害。战友们，戒烟就像上战场，要有必胜的信念，试着做到以下几点，你会有意想不到的改变。

（1）扔掉烟表决心，强化戒烟意识，转移注意力，避免进入或参与以往习惯吸烟的场所或活动，拒绝诱惑。

（2）多参加体育运动，如游泳、跑步、钓鱼、下棋、健身等。一方面可以缓解精神紧张和压力，另一方面可以避免花较多的心思在吸烟上。但体育运动要适度，剧烈运动对烟民十分危险。尼古丁能促使动脉收缩，阻碍心脏供血。

（3）香烟复吸大多是在戒烟后 1～2 周开始，这时身体对尼古丁的依赖依然很强，但只要挺过了这个时期，烟瘾的症状就会慢慢消失，从而达到戒烟的目的。

（4）戒烟过程中，人们都会出现烦躁、头痛、精神不振等症状，也就是烟瘾发作。这些症状大多是尼古丁排出体内时发生的暂时性症状，也是恢复健康的证明，要从心理上给自己一个正确的暗示，才能从自身保证戒烟计划的顺利完成。

（5）多喝水。建议老烟民每天至少喝一升水，最好是低矿物质的水。这有助于迅速排出毒素，刺激肾脏工作。

（6）香烟抽到一半就掐灭，因为越抽到尾部，香烟味越浓，也越有害。或者抽过滤嘴香烟，过滤嘴烟可吸收香烟中 30% 以上的尼古丁。不要总把烟叼在嘴上，香烟冒出的毒气对面部皮肤极为有害。

（7）多吃纯天然食物。有些蔬菜和水果能有效地抵抗尼古丁，如胡萝卜、大蒜、橙子等。多食用维生素。如多吃杏、无花果、葡萄、苹果、香瓜、梨、白菜、莴苣、茄子等，可减轻烟草中致癌物质的毒性。

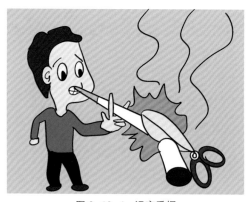

图 2-10-4 远离香烟

（陈梦晨）

第 2 节　正确刷牙，让我来教你

"我每天都在认真的刷牙啊，刷了这么多年，还出现了龋齿，说明刷牙根本没有用嘛！"同志们，你真的知道如何正确地刷牙吗？

一、正确的刷牙方法

正确的刷牙方式，才能清除牙齿间的食物残渣，保持口腔清洁，降低龋齿的发生。很多人采用"横刷法"或"竖刷法"，前后或者上下"嚓嚓嚓"，即使有的人很卖力地多刷了一会儿，其实也没有把牙齿刷干净，反而可能会使牙齿受到损伤。

正确的刷牙方式叫作水平颤动法，由美国医生 Bass 发明，也称为 Bass 刷牙法（图 2-10-5），利用短颤的横刷动作起到洁净牙齿的作用。具体方法如下：

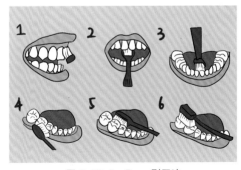

图 2-10-5　Bass 刷牙法

1. 牙侧面

将刷毛倾斜45°斜压在牙齿和牙龈的交界处，这样部分顶端刷毛可以自然地进入龈沟内，另一部分刷毛铺在牙面上。2～3颗牙为一组，轻压牙刷，进行短距离颤动6～8下，然后进行下一组。为什么要45°呢？因为牙齿和牙龈之间也会有牙菌斑的存在，只有这样45°刷牙才能把细菌刷干净。

2. 牙咬合面

将牙刷刷毛与牙齿咬合面垂直，2～3颗牙为一组，轻压牙刷，进行短距离颤动6～8下，然后进行下一组。

二、刷牙要不要刷舌头？

是的，你没有看错，就是舌头，天天刷牙的你，有没有考虑到这个问题呢？

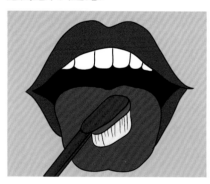

图2-10-6　刷舌头

刷牙的时候，最好是也刷刷舌头（图2-10-6），这是因为每天进食时，舌头与各种食物密切接触，各种细菌、口水、食物残渣等长期堆积在舌头的缝隙里，有可能会破坏口腔菌群平衡，导致疾病的发生。同时，刷牙的时候，刷刷舌头也有利于清新口气。

刷舌头时，应从舌根向舌尖轻轻地刷，如果感到恶心，可能是舌根刺激性上抬，触及咽后壁或者牙膏挤太多，过多的泡沫刺激喉咙导致。

三、牙膏需不需要沾水？

刷牙时，牙膏沾不沾水都是可以的，只是大多数人认为，刷牙起沫快，泡泡多，就已经刷够了，从而缩减了刷牙的时间，所以，建议牙膏不要沾水，让牙膏慢慢在牙齿上摩擦，增加牙膏和牙齿的接触时间。

四、刷牙的次数和时间

早晨和晚上是必须刷牙的，如果有条件的话，也可以每顿饭之后刷牙，以清除牙齿间的食物残渣。每次刷牙的时间应不少于三分钟。

五、牙刷种类这么多，该如何选择？

商场内的牙刷种类繁多，你是不是迷茫了呢？首先，我们选择的牙刷刷头要小，以便在口腔内活动灵活，清洁到牙齿的方方面面，其次要注意刷毛应柔软度适中，刷毛尖端圆滑，接触牙龈时令人感到舒适。同时，不管使用的牙刷是多么的优质，经过不断磨损，也会逐渐变得粗糙，所以建议每三个月更换牙刷。

六、如何选择一款适合自己的牙膏?

牙膏在刷牙的过程中，就像洗衣服用的洗衣液，起到辅助清洁的作用，所以每天都来刷刷牙（图2-10-7）。目前牙膏主要分为以下几种：

1. 含氟牙膏

氟化物是公认的防龋最有效的成分，有助于提高牙齿的抗腐蚀能力。

2. 脱敏牙膏

脱敏牙膏内添加了一定量的抗敏感制剂，从而阻断外部环境对牙齿的刺激。但不要过于依赖，出现牙齿敏感问题时应及时看牙医，以免延误病情。

3. 消炎止血牙膏

这类牙膏添加了草珊瑚、两面针等药物，达到了消炎抗菌的作用，但是长期使用容易引起口腔菌群失调。另外，长期的牙龈出血可能是疾病的预信号，应及时就诊。

4. 美白牙膏

比较适合经常吸烟和喝茶、喝咖啡等有色饮品的人群，能够有效减轻牙齿上的色素沉着。

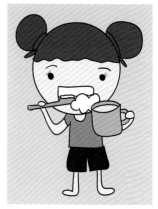

图2-10-7 每天都来刷刷牙

（李　蓉）

第3节　把槟榔当零食，其实很危险

槟榔是一种具有一定药用价值的植物，但加工后的槟榔成为仅次于烟草、酒精和咖啡的世界第四大精神活性物质。调查发现，远海任务人员槟榔嚼食率较高，主要是因为环境单一以及周围朋友的影响。槟榔虽然有抗氧化、缓解疲劳、刺激神经兴奋等功效，但长期咀嚼后出现依赖对人的健康危害巨大。在2017年国家食品药品监管总局发布的"致癌物"清单中，槟榔被列为一类致癌物。因此，除了烟酒，大家也需要远离槟榔！

一、槟榔是什么东西？

槟榔，是棕榈科，槟榔属的常绿乔木植物。我们食用的是它的种子，也称为槟榔，呈扁球形或圆锥形，长约1.5～3.5cm，表面淡黄棕色或淡红棕色，具有稍凹下的网状沟纹，底部中心有圆形凹陷的珠孔，其旁有明显疤痕状种脐。质坚硬，不易破碎。

二、槟榔有什么危害？

许多槟榔加工食品包装袋上会注明，初食者会面红、发热、出汗，少数人会出现胸闷、喉部发紧等表现。但槟榔真正的危害，远不止于此（图2-10-8）。

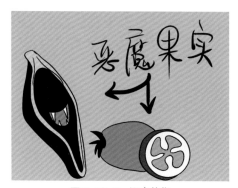

图2-10-8 远离槟榔

1. 口腔疾病

（1）口腔癌：首先，槟榔中的槟榔碱、槟榔鞣质、槟榔特异性亚硝胺和活性氧等具有细胞毒性、遗传毒性、致突变性和致癌性。其次，在咀嚼过程中，槟榔纤维的摩擦可以造成口腔黏膜的物理性损伤。长期咀嚼槟榔会导致口腔黏膜纤维化，损伤迁延不愈，从而引起慢性炎症、氧化作用增强和细胞增殖，最后导致口腔癌。

一旦得了口腔癌，舌头和口腔黏膜会出现溃烂，如同有了成堆的口腔溃疡一般，让人痛不欲生，没法好好说话，甚至连吃东西都是奢侈的。即使患者做了口腔癌手术，也会对脸部造成永久性的损伤，有些患者不得不切除部分下颌、牙床甚至舌头，成为面容可怖的"割脸人"。

（2）口腔烧灼感：尤其在进食刺激性食物时更为明显。后期会出现张口受限、言语及吞咽困难。

（3）牙结石：长期嚼槟榔对牙齿磨损严重，使牙齿变黄变黑。部分槟榔因加入石灰容易形成牙结石，不仅影响美观，而且影响牙周健康。

2. 心血管疾病

长期咀嚼槟榔会导致高脂血症、血管痉挛和心律失常，从而增加心肌缺血的风险。

3. 脸型变化

槟榔纤维较粗，嚼起来很费力，长期咀嚼槟榔会导致咀嚼肌变发达，脸型变得宽大。

4. 下颌关节紊乱

长期咀嚼会加大颞下颌关节负重，引起关节弹响、疼痛等症状。严重时还可导致关节盘穿孔。

5. 消化系统疾病

槟榔部分成分会损害味觉神经与唾液分泌，损伤食道和胃肠道，导致消化功能紊乱。

6. 生育能力下降

长时间咀嚼槟榔，会使男性精子数量减少，甚至还会影响精子的活性；女性则会出现异常排卵，久而久之使女性的生育能力下降。另外，怀孕的妇女咀嚼槟榔，会增加流产的风险。

（谭雨豪）

第4节　正确喝水更健康

俗话说"水是生命之源"，人体需要有足够的水分，才能维持正常的身体运转，而喝水是最简单的补充水分的方式之一，那么问题来了，你会喝水吗？简单的问题，却蕴含着许多复杂的喝水知识。虽然远海环境下淡水资源尤为宝贵，但是千万不要吝啬喝水。看看下面的内容，你喝水喝对了吗？

一、健康人每天喝多少水为宜？

根据我国膳食营养参考指南，一般人体每天所需要的水总量是2700～3000 mL（图2-10-9）。人体获取水的途径可以分为三种，一是直接饮用进入人体内的水，二是从食物中摄取的水分，三是人体代谢产生的水。一般成人每天以8～12杯水为宜，1500～2000 mL，其余水分则

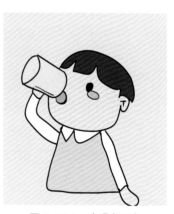

图2-10-9　多喝白开水

由后两种方式补充，以满足人体需求。如日常训练强度较大、出汗较多时则应增加饮水量，还可以根据小便颜色判断，正常的尿液颜色为淡黄色，当饮水不足时，小便浓缩量少，颜色加深，提示需要补充更多的水分。

二、如何正确喝水？

1. 早晚各饮一杯水

早上喝水可以补充人体经过一夜的睡眠，通过呼吸、排尿、皮肤蒸发所丢失的水分，晨起胃肠道处于空腹状态，此时喝水能够增加水分的吸收，补充血容量，减轻人体血液黏稠情况，同时使交感神经兴奋，增加食欲，并且晨起饮水能够促进胃肠蠕动，使肠道内蓄积的毒素排除，达到清洁肠道的目的。

晚上一杯水能保证夜间血液不至于因缺水而过于黏稠，避免大脑快速缺氧，色素沉积，加速衰老。因此，每晚饮水的作用不能低估。

2. 高强度训练后别马上喝水

高强度训练后难免会出汗、口渴，有时候训练结束见到水恨不得要"牛饮"一桶才行，但千万别这么做，否则你的身体马上要亮红灯。高强度训练后人体水分及能量消耗较大，身体各部分机能处于相对低水平状态，如果此时大量饮水，会使心脏负担过重，引起不适反应。正确的做法应是在训练前一小时先适当饮水，在剧烈训练后先少量饮水，待休息一段时间，再增加饮水量。不可饮用生水、冷水。

3. 不要等口渴了才喝水

喝水不强调时间间隔，不要等到口渴了才去喝水。当人体感觉口渴时，说明已经缺水了，口渴是身体给你的缺水信号。喝水不应一口气喝下去，可以早晚一杯水，训练休息期间喝水，给自己养成良好的喝水习惯，且不可一次性喝 1500 mL 的水，以为补足了一天的量，其实这样是无效饮水。喝水除了规律性以外，少量多次的随意性饮水也很重要。

4.咖啡、浓茶、牛奶不能代替喝水

咖啡、浓茶等饮料适量饮用是没有什么危害的，但长期过量饮用甚至以饮料代替喝水，就会引起人体代谢紊乱，引发健康问题。喝水是一个人体补充水分的过程，而饮料、咖啡、浓茶、酒精等具有利尿作用，饮用后会增加排尿，损失人体水分，对身体来说其实是一个脱水的过程。白开水容易透过细胞膜进入细胞促进人体的新陈代谢，增强机体免疫功能，是最符合人体需要的饮用水。牛奶中多数都是水分，一般建议普通人每天喝 300 mL，但其余的水分还是要靠喝水来补充，而不能完全用牛奶替代喝水。喝牛奶过多会造成饱和脂肪和能量的摄入过剩，增加心血管疾病的发生风险。

（周茹珍）

第5节　大便通畅的快乐

人体的消化道用于消化食物，吸收营养，并将食物残渣形成粪便后排出体外。正常人体消化吸收并排出的时间约为 24 小时，当长期远海期间由于环境的改变、饮食结构的调整、心理应激等多种因素引起的纤维素摄入过少、胃肠功能紊乱时，可导致排便不畅，引起不适的感觉，严重者可能无法进行正常训练或活动。因此，合理饮食及活动，保持大便通畅，减少体内毒素蓄积，快乐常在。

一、人体的消化道是由哪些部分组成？

人体的消化道（图 2-10-10）是一条自口腔开始，连接咽、食管、胃、小肠、大肠，止于肛门的肌性管道，全消化道长约 10 m。口腔用于咀嚼食物，经咽、食管进入胃内，食物在胃内经过碾磨，形成食糜，进入小肠进行消化吸收。小肠将食物内的蛋白、维生素等营养物质溶解吸收后，经回盲瓣进入大肠，进行水、电解质的吸收，最终形成粪便，经肛门排出体外。

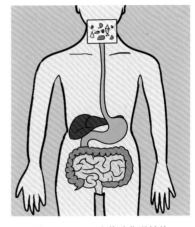

图 2-10-10　人体消化道结构

二、大便不畅会有什么样的改变？

当水管堵塞或打折时，会导致水流不畅或出水量减少，甚至不能通过水流。同样，当人体消化道出现问题时，排便不畅会引起人体各种外在的不适和内在的改变。

排便不畅可表现为排便费力、排便困难、便秘等，当出现直肠肛门部病变时可能会引起大便带血、里急后重、排便不尽感，此时需要及时寻求医生帮助。由于远海环境的特殊性，任务人员一般缺乏新鲜水果蔬菜的摄入，导致人体所需维生素及膳食纤维素摄入过少，部分人可能会有便秘情况。粪便不能及时排出体外，长时间在体内滞留，会引起毒素的吸收增加，进而引起内分泌紊乱，可表现为皮肤痤疮、精神状态差等。当肠道因其他因素引起梗阻或不全梗阻时，还可表现为没有排气、排便，严重时可引起腹胀腹痛，此种情况应尽快医院就诊，避免引起更严重的并发症。

三、如何保持大便通畅？

1. 养成自身良好的排便习惯

每天早上起床后喝一杯温开水，可以补充夜间睡眠丢失的水分，降低血液黏稠度，同时有利于加快胃肠蠕动，促进排便。早上5点至7点是人体大肠经运行的时间段，此时排便最佳。早上不管有无便意，可以尝试多"蹲"一会儿，长期可以形成每天早起解便的习惯，清除肠道粪便，避免废物代谢在大肠内长期滞留，减少毒素吸收，降低直肠排便的敏感性。

2. 合理调整饮食

保持排便通畅，合理饮食是基础，食物应该多样化，即均衡饮食。适量的增加富含膳食纤维的食物，肉食类不可过多，避免食用高脂肪、高盐食物，减少油炸、生冷食物的摄入，每餐摄入量适中，避免暴饮暴食。在主食中做到粗细搭配，多食新鲜水果蔬菜（图2-10-11），如芹菜、韭菜、菠菜、粗粮等。富含膳食纤维的食物有助于增加胃肠蠕动促进排便，同时顺时针进行腹部按摩也可促进肠蠕动。

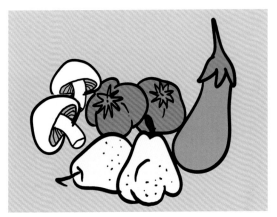

图 2-10-11　新鲜水果蔬菜

3. 补充足够的水分

充足的饮水可以起到润滑、软化粪便的作用，建议每天饮水量在 1500 ~ 1700 mL。

4. 适量的运动

运动是促进消耗自身能量的重要方法，而且有利于促进胃肠蠕动和消化，帮助自身排便的通畅。所以每天的运动不可以少。远海任务人员应按要求完成每天的训练，当体力允许时可适当增加训练量，同时注意补充水分，促进胃肠蠕动，有利于排便通畅。

（周茹珍）

第十一章　促进运动才更健康

"生命在于运动"，健康是需要维护的，时时刻刻关注自己的身体，做一些有益于健康的运动，才能让身体素质变得更好。但在运动的时候也是需要有很多注意事项的，只有正确的运动才能更加健康。

第1节　热身运动，必不可少

受远海环境的影响，任务人员基础代谢率较高，身体很容易疲劳，运动水平下降，若盲目参与训练、运动，会增加各种运动损伤的风险。热身运动（图2-11-1）是保证运动良好状态的开始。很多人都知道运动前需做热身运动，但由于认识不足，依然存在做不到位或直接忽略的情况。

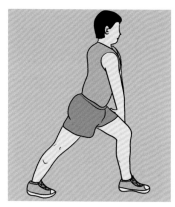

图2-11-1　热身运动

一、运动前为什么要做热身运动？

热身运动，即运动前的准备活动，作为运动训练的重要组成部分，消除身体"惰性"，能够让身心做好接受艰苦训练的准备，以较少的运动量把身体"活动开"，提高机体温度与环境相适

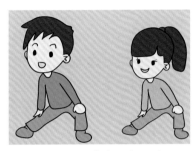

图 2-11-2　热身运动不可少

应，使肌肉更松弛、更灵活。在远海环境下更要做热身运动（图 2-11-2），高热、高湿的环境使得机体散热、氧耗明显增高，运动水平明显下降，因此适度的热身运动，可提升机体温度，增加供氧，提高神经系统兴奋性，达到运动效果。

热身运动不只是运动前的"扭扭脖子，扭扭腰"那么简单，适合自己的才是最好的。我们要根据自身健康水平和运动项目选择热身运动，热身通常是比较轻松的运动，以身体稍微发热和出汗为宜，使身心放松，关节灵活度增加，使整个人体在运动前达到最佳状态。

二、热身运动有什么技巧？

考虑远海任务人员所处环境较为封闭，活动范围有限，建议进行一般性热身运动包括慢跑、伸展运动及快速激活运动等。如果是进行特殊作业，也可进行针对性热身运动。但基本的热身运动方法都一样，想要更有效地进行，必须循序渐进。

1. 慢跑

慢跑是非常好的热身运动。以缓慢的速度跑到微喘的程度，动作要自然放松，呼吸要深长且有一定的规律。跑 1 千米左右为宜，使人体机能调动起来，又不费太多能量。慢跑不受时间、地点的限制，但在海上航行时，海浪造成的摇摆会降低身体协调性，故不建议在健身器材上实施。

2. 伸展运动

慢跑结束后，体温和肌肉温度上升，我们可以"扭扭腰杆抬抬腿"，伸展四肢，降低肌肉紧张度，增加肌肉、韧带的弹性和伸展性，改善各关节的动态柔韧度。通常采用动态的伸展，最好也在训练之间穿插静态的伸展，维持身体一个动态平衡。

3. 快速激活运动

如果慢跑和伸展运动之后还是觉得没有活动开，可以做些快速激活运动，更快提高自身动能，如高抬腿、展腹跳、原地快跑等，提高精神紧张度，加快全身血液循环，保证高强度运动。

4. 针对性热身运动

所谓针对性热身运动，是指根据准备进行的运动所做的热身。如羽毛球运动，由于身体移动性强，跟腱很容易发生断裂，为了降低跟腱紧张度，增加其长度，一定要对跟腱进行合理有效的运动，把跟腱"活动开"。

三、热身运动有没有要求？

热身运动是人从静到动的适应过程，它是简单和轻松动作的开始，因此热身运动的强度和持续时间必须符合个人体能情况，也必须因环境和项目的不同而适度调整（图2-11-3）。远海任务人员基础代谢率较高，短时间、低强度的热身运动完全符合身体所需，如果热身的强度太强、时间太久可能反而因过度疲劳而弄巧成拙，造成严重的训练损伤。

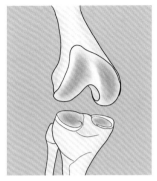

图2-11-3　热身运动要适度

热身运动的首要目的是让身心调节好状态，快速有效地进行运动。一般来说，身体微微出汗，便可以结束热身运动，但是海上、岛礁上由于温度高、湿度高，出汗是常态，战友们可以以心率作为参考标准，当心率达到最大运动心率60%左右时即可。

（陈梦晨）

第2节　请湿气离我远一些

中医在"天人相应"整体观的指导下，认为人与环境互相影响，自然环境影响着人体的生理、病理、辨证和治疗等领域。湿气为自然界六气之一，与水异名同类，湿为水之渐，水为湿之积。湿太过或非其时而有其气则为湿邪。随着人民海军走向深蓝的脚步不断加快，在远海高盐、高温、高湿的环境下，任务人员体内有湿气现象十分普遍。高湿环境下湿邪更易致病，并可侵袭全身各个部位，因其具有易侵性、隐匿性及兼夹他邪为患的特点，久湿入络，从而表现出黏滞重浊与广泛多变等特性。

一、湿气如何形成？

1. 外湿

主要来自外部，潮湿的气候、潮湿的居住场所、涉水淋雨等（图2-11-4）。

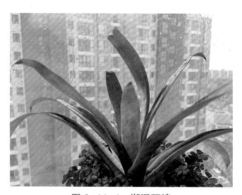

图2-11-4　潮湿环境

2. 内湿

通常是脾虚导致的体内水液运转不畅。

二、湿气的症状有哪些？

身体内有湿气会引起各种疾病（图2-11-5），如脾胃失调、"三高"、心脑血管疾病等。那么湿气重的症状有哪些呢？

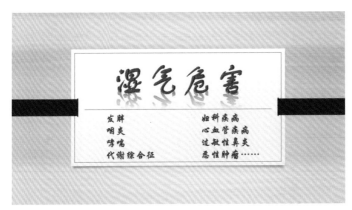

图 2-11-5 湿气危害

1. 头重如裹

当湿气侵袭机体的时候，最先出现症状的部位是头部，可出现头昏沉重，像裹着一块布。此外，还会有发热、微微怕冷怕风、流清鼻涕等症状。

2. 关节酸痛

如果湿气已经侵犯到关节，可导致气血运行不畅，出现四肢关节酸痛沉重、关节屈伸不利等症状。

3. 舌苔白/黄腻

舌苔厚腻是湿病的典型表现，它常在机体还没有出现症状时就有所表现。看舌象以清晨刚起床时最为准确，正常人的舌象是淡红色、薄白苔，看起来很滋润、干净。

4. 消化异常

湿邪困扰脾脏，影响其正常运化功能，会表现出胸闷腹胀、食欲欠佳、大便不成形等。因脾虚运化不利而致使"内湿"时，还常有口淡、口黏乏味、口渴却不想饮水、倦怠乏力等气虚、湿困的表现。

5. 大小便异常及妇女带下

湿邪还有一个特征是"趋下"，如小便混浊、大便稀溏、妇女白带过多、阴部瘙痒等。再如大便易粘在马桶上，很难冲下去，这也是有湿气的一种表现。

6. 体重增加

湿气入皮下，会影响皮肤细胞的新陈代谢，降低脂肪燃烧效率，从而导致肥胖。过多的湿气滞留在体内，加重脾运化水湿的负担，就像马车超载一样，有时甚至会影响肾的排尿功能，严重时可继发全身浮肿。

三、哪些行为会加重湿气？

1. 欠睡眠

从中医角度来说，睡不够会出现脾虚的症状。建议每天晚上 11 点前就睡觉。

2. 重口味

油腻、过咸、太甜等肥甘厚味食物不易消化，容易加重脾胃运化的负担。

3. 爱吃凉

中医认为，生冷食物会让肠胃消化吸收功能停滞，给外邪创造入侵机会。

4. 好喝酒

从中医上来讲，酒助湿邪，生活中更不能借酒消愁。

5. 少运动

运动少的人常会出现身体沉重、四肢无力等湿气重的表现。越是不爱运动，体内淤积的湿气就越多，久而久之，身体还可能出现疾病。

四、该如何祛湿？

对于湿气，中医有一套完善的防治方法，采用化湿、利湿、燥湿等治疗方式效果显著。

1. 饮食

应适量、均衡饮食，可多食用健脾益气的食物，如薏米、扁豆、山药、芡实，避免生冷食物，也可在烹调时加入葱、姜，降低蔬菜的寒凉之性。推荐食谱：茯苓粥、薏米红豆粥（图2-11-6）、薏米扁豆芡实山药粥。

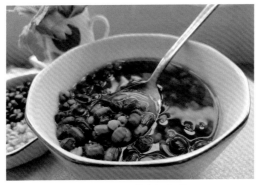

图2-11-6　薏米红豆粥

2. 运动

运动可以缓解人体的压力，而且还可以促进脾胃运行，从而加速排出湿气。如跑步、八段锦、太极拳等运动，有助于气血循环，从而增加人体水分代谢。

3. 生活

我们人体内产生湿气，除了自身代谢的问题以外，有很大一部分和环境有关。经常在潮湿、阴冷的环境中，就容易导致湿气入侵体内。

（1）避免睡在地板上。因为地板上湿气重，容易侵入体内。

（2）下雨天减少外出。

（3）不要穿潮湿未干的衣服，不要盖潮湿的被子，洗完澡后要充分擦干身体，吹干头发。

（4）房间内的湿气如果很重，建议多开窗透气。如果外界湿气也很重，还可以打开风扇、空调，借助这些电器保持空气的对流。

4. 中医小妙招

（1）艾灸

1）丰隆穴（图2-11-7）：调治脾胃、除湿祛痰（犊鼻与外踝中点，胫骨外两横指）。

2）足三里（图2-11-8）：补脾健胃、延年益寿（犊鼻下3寸，胫骨前嵴一横指处）。

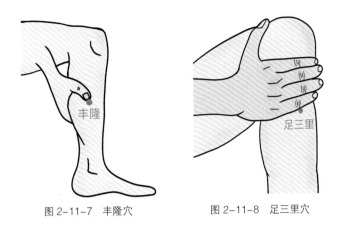

图 2-11-7 丰隆穴　　　　图 2-11-8 足三里穴

（2）生姜水泡脚 / 花椒水泡脚：泡脚温度为 40℃ 左右，水过脚踝，浸泡时间 30 分钟以上，汗出为佳。

（徐晓婉）

第 3 节　中医健康操，认识一下

运动对于我们的身体健康是非常有好处的。从中医来看，阳气为生命之本，运动可提升阳气，阳气升发，生命力自然旺盛。中医经络养生操，是根据传统中医学经络理论编创的养生体操。讲究宁神调息，气沉丹田，活动舒缓，以达到强身健体、疏通筋络、延年益寿的功效。其中，中医养生健康操里八段锦相较于五禽戏、太极拳简单易学、适用人群广，可以调理我们的身体，增强我们的体质。那么八段锦到底如何做？它对远海任务人员又有哪些帮助呢？我们来一起了解一下。

一、什么是八段锦呢？

八段锦历史悠久，源远流长，是我国传统的健身气功，具有良好的医疗保健功效。近年来，八段锦在冠心病、原发性高血压、慢性心力衰竭、心律失常及心血管危险因素等疾病防治方面均取得良好的康复效果。八段锦的八个动作和谐对称、安逸外显、虚实相生、刚柔并济，养心在凝神，凝神则气聚，气聚则形全，在运动中达到"形神合一"，可帮助远海任务人员协调情志与心理，达到调息调神的作用，同时可以改善心血管功能及身体素质。

二、任何时候都适合打八段锦吗？

八段锦适宜人群比较广泛，少年儿童、中青年、老年人均可练习。虽说它的动作简单易学，但一整套打下来也会出现全身发热或者微微汗出的情况。所以当身体过于虚弱，如稍微多走一些路、搬一些轻的东西就头昏眼花、气力不足，训练时发生了脊髓症状，如脊髓压迫症、脊髓损伤时，身体肌肉拉伤、关节脱位等情况时是不建议打八段锦的。

三、我们应该怎么打八段锦，要注意哪些事项？

1. 第一式：双手托天理三焦（图 2-11-9）

作用：拉长脊椎、颈肩部肌肉线、调理气血、稳定情绪。

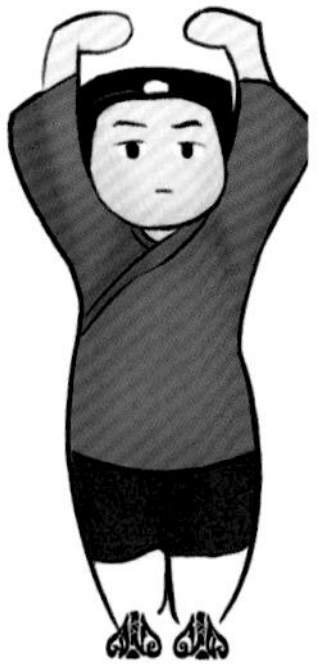

图 2-11-9　双手托天理三焦

做功要点：掌根用力上撑，同时手臂上托。基本是平行于耳朵位置，使后背形成一个夹脊的动作。"双手托天"是往上提拉胸腹、拔伸腰背。

2. 第二式：左右开弓似射雕（图 2-11-10）

作用：改善胸闷与肩颈酸痛等症状，增强腿部力量，提高肩关节灵活性和身体协调性。

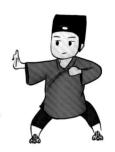

图 2-11-10　左右
开弓似射雕

做功要点：左右开弓不仅能舒展整个僵硬的肩背，而且拉伸了循行于肩颈和整条手臂的大肠经，这个动作就像在"射雕"，等"弓"拉到最满的时候的时候食指指尖会微微发麻（这里是手阳明大肠经的起穴商阳穴），这个功法有利于改善腹胀、便秘。

3. 第三式：调理脾胃须单举（图 2-11-11）

作用：增强胃肠蠕动和消化功能，预防消化系统疾病的发生。

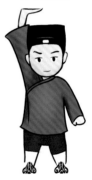

图 2-11-11　调理
脾胃须单举

做功要点：撑天按地的时候力在掌根，指尖方向要相对，才能充分抻拉到大肠经。

4. 第四式：五劳七伤往后瞧（图 2-11-12）

作用：缓解肩颈僵硬，预防眼部疾病。

做功要点：手臂于两侧伸直时，掌心要外旋向上，头要尽量向后转，目视斜后方，稍停，然后复原。

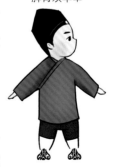

图 2-11-12　五劳
七伤往后瞧

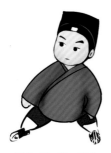

图 2-11-13 摇头摆尾去心火

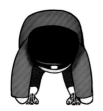

图 2-11-14 两手攀足固肾腰

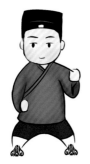

图 2-11-15 攒拳怒目增气力

5. 第五式：摇头摆尾去心火（图 2-11-13）

作用：祛心火，避免长暗疮、情绪暴躁等情况的发生。

做功要点：身体摇转时脖颈和臀部尽量对拉伸长，速度缓慢连贯。颈部不要僵硬，下颌不刻意上扬或内收，使颈部肌肉尽量放松拉长。如果费力就一右一左各做两次，后面再慢慢增加次数。

6. 第六式：两手攀足固肾腰（图 2-11-14）

作用：预防腰肌劳损、慢性腰腿痛等疾病。

做功要点：双手按摩腰背后方时要稍微用力，此时按摩到的是全身第一大阳经膀胱经，想要阳气生发就必须调动起这条经络。向上挺身时用手臂带动身体缓慢上起，这样做可充分抻拉到前后任督两脉，使阴阳都得到滋养。

7. 第七式：攒拳怒目增气力（图 2-11-15）

作用：加强气血运行，促进肌肉发达、提高精力。

做功要点：这部分功法细节较多，如要脚趾牢牢抓地，握紧拳头再出拳，怒目而视，从而能使肝气畅通，末梢气血回流，全身上下充满力量。

8. 第八式：背后七颠百病消（图 2-11-16）

作用：提神醒脑、消除疲劳、促进新陈代谢。

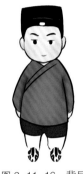

做功要点：脚跟起落，锻炼人体平衡，起的时候要如平地拔起，脚趾抓地，提肛收腹。下落的时候就像山河地震，震动脊柱和督脉。"背后七颠"是八段锦的收功，相当于引气归元，做完整套功法之后，重新梳理身体气机，不至于出现散乱。

图 2-11-16 背后七颠百病消

（徐晓婉）

第 4 节 爱护我们的膝关节

膝关节是人体最大、最复杂的关节，在人体活动中起着重要的作用。军事训练中，经常会遇到膝关节疼痛（图 2-11-17）的情况，特别是在远海潮湿阴冷的环境下，膝关节疼痛的概率大大增加。膝关节损伤位于军事训练伤前三位，是军事训练中最易受伤的部位之一。

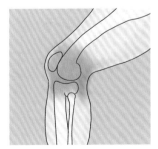

图 2-11-17 膝关节疼痛

一、认识一下膝关节的组成?

膝关节是由股骨的下端、胫骨的上端和髌骨及附着骨骺面的软骨、肌肉和韧带组成(图2-11-18)。外面包裹着关节囊,与关节构成了一个封闭的关节腔,这个空间里存储着关节滑液,起到润滑、缓冲的作用,使得我们能够活动自如。

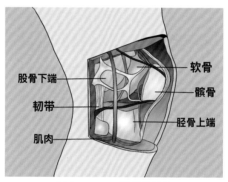

图 2-11-18　膝关节解剖

二、远海环境下膝关节疼痛的原因有哪些?

1.韧带损伤(图2-11-19)

韧带损伤是在体能训练中常见的损伤,任务人员在负重训练或者是体位变换时,肌肉、韧带、筋膜受到牵扯,关节在扭转或者肌肉突然收缩时,使得少数纤维被拉断,小关节错动从而形成拉伤。受伤时可听到韧带断裂的响声,膝关节处于强迫体位,断裂处有明显的压痛点。韧带损伤常合并膝关节半月板损伤。

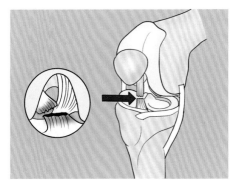

图 2-11-19　膝关节韧带损伤

2. 半月板损伤（图 2-11-20）

半月板损伤是膝关节疼痛最常见的原因之一，膝关节由屈曲至伸直运动同时伴有旋转时，易产生半月板损伤。半月板损伤以内侧半月板居多，通常与股骨髁有力的轴向扭转有关，轴向扭转可以对半月板进行挤压，并使其移位。移位的半月板会在力学上阻碍膝关节的运动。

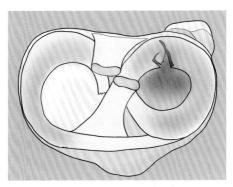

图 2-11-20　损伤的半月板

3. 脂肪垫劳损（图 2-11-21）

脂肪垫劳损是由于外伤或长期摩擦引起脂肪垫充血、肥厚并发生炎症，与髌韧带发生粘连，从而使膝关节活动受限。

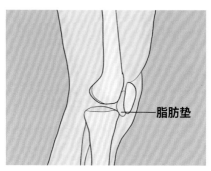

图 2-11-21　膝关节脂肪垫

4. 骨性关节炎（图 2-11-22）

骨性关节炎是一种非炎症性的退行性关节病，表现为关节疼痛、僵硬，特别是长时间活动后。

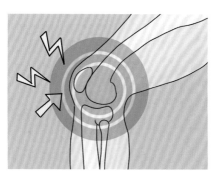

图 2-11-22　骨性关节炎

5. 创伤性滑膜炎（图 2-11-23）

关节在外伤后，导致滑膜慢性和急性的无菌性炎症，主要症状为关节疼痛、关节肿胀及关节活动障碍。表现为膝关节有大量的积液，积液较多时严重影响关节的活动。

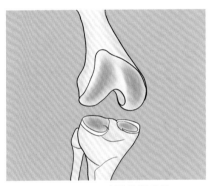

图 2-11-23　创伤性滑膜炎

6. 气候寒冷、潮湿

膝关节受冷，血管收缩，血液循环变差，使疼痛加重。海上航行时，船舱内湿度较重，潮湿能使热的传导增快，身体热量向外发散就会加快，相应的寒冷对身体的入侵也加快，加重关节的疼痛。

7. 运动不当或者运动过度

训练中如不当的运动可使膝关节磨损严重，过度的运动易使膝关节滑膜水肿同时伴有韧带损伤、半月板损伤，容易导致膝关节疼痛。

8. 不良走路姿势或走路习惯（图 2-11-24）

穿着不合脚的鞋长距离行走，走路外八字、内八字，会使膝关节长时间处于非正常的受力状态，造成膝关节慢性损伤，引起疼痛。

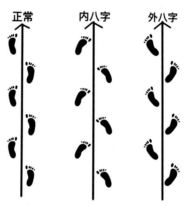

图 2-11-24　不良的走路姿势

三、如何预防膝关节损伤？

1. 控制体重

超重会对所有关节造成过度的压力，关节压力过大会增加骨关节炎的风险，每减重 5 kg 可以缓解相当于 20% 的疼痛。

2. 锻炼肌肉

锻炼膝关节周围的肌肉力量，尤其是大腿，起到稳定关节、保护软骨的作用。如深蹲、静蹲、坐姿直腿抬高等。

3. 热身运动

训练前应做好热身运动，以提高人体体温，消除肌肉、韧带的粘滞性，柔顺肌肉，加强韧带伸展性，从而减少膝盖在运动中受到的压力。增强关节活动幅度，分泌更多的关节滑液，减少膝盖的磨损。必要时戴上护膝，防止膝关节受凉。在冰冷的水中训练后更要注意膝关节的保暖。

4. 合理活动

尽量少上下楼梯、少久站、少提重物，避免膝关节的负荷过大，增加磨损。

四、膝关节损伤后如何治疗呢？

1. 保守治疗

（1）物理治疗

1）冷敷、热敷：一般急性损伤 24 小时内，建议使用冰袋冷敷，以减轻疼痛、控制炎症及肿胀。若是损伤超过 24 小时建议热毛巾热敷，以促进组织修复。每一次使用冷敷或热敷的时间控制在 15 ~ 20 分钟，尽量不超过 30 分钟，时间过长容易冻伤或烫伤。

2）理疗：微波理疗或远红外线的理疗有消炎、消肿、促进血液循环、促进炎症吸收、改善膝关节功能的作用，可以温和而有效地缓解膝关节的疼痛和僵硬感。

（2）药物治疗：口服消炎止痛药物或者贴膏药，对于缓解疼痛都有很好的作用。如效果不好还可以封闭治疗痛点，局部封闭注射及关节腔穿刺注射，以减轻疼痛，改善功能。

2. 手术治疗

膝关节损伤严重者需手术治疗，如关节镜下或切开行骨赘切除、游离体摘除、半月板切除、关节清理、关节融合及人工膝关节置换术等。

（刘浩怡）

第 5 节　预防血栓，时刻在路上

在远海的特殊环境和工作条件下，有一种被忽视的疾病与日常息息相关——血栓，通俗地说就是静脉里的"血块"，它就像是游走于血管内的幽灵，一旦堵塞下肢静脉血管，血液回流不畅，就会导致下肢肿胀。如果"小血块"随血液流回心脏，堵塞肺部血管，其结果可能是致命的。血栓可发生在任何年龄、任何时间，严重威胁着生命健康。面对这位逐渐趋于年轻化的"隐形杀手"，我们都应具备防栓意识，时刻警备。

一、什么是血栓？

血栓是血液在静脉内不正常凝结而成，即由于各种因素导致体内的凝血调控机制失衡，血液在非正常情况下凝固成块，易堵塞血管。深静脉血栓多发于下肢（图 2-11-25），是因为离心脏越远的静脉，血流速度越慢，易因血液不正常的凝固形成血栓，使静脉血管部分或完全阻塞的概率就越大。而一旦血栓从原部位脱落，随血液流动落入肺动脉，造成肺栓塞（图 2-11-26），会导致呼吸和循环功能障碍，严重可致死亡。

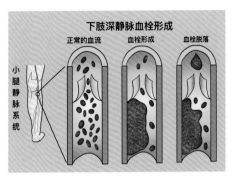

图 2-11-25 下肢深静脉血栓形成

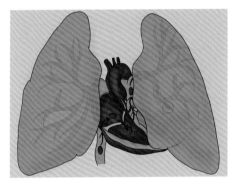

图 2-11-26 肺栓塞

二、易诱发血栓的危险因素有哪些？

1. 疾病

如自身患有恶性肿瘤、心血管疾病（房颤、瓣膜病等）、血液病、肾脏疾病、高血压、糖尿病、高血脂等疾病，或是女性处于妊娠期，血栓形成的风险较大。

2. 创伤及手术史

有严重创伤或大手术史（如腹部大手术、骨科手术）的患者，可能引起血管内皮的损伤及凝血功能的变化，从而促使血栓形成。

3. 肥胖

若体重指数超出正常范围，造成血脂、血液黏稠度、血压等指标的异常，会促发血栓形成。

4. 年龄

随着年龄的增长，高龄人群的血管会逐渐发生退行性病变，血管内膜粗糙，内膜受损增加，加上高龄人群通常伴有多种原发病病史，可致诱发血栓的风险增加。

5. 吸烟

吸烟会引起血管痉挛，促使血管内皮的损伤，促进血小板聚集，造成血液高凝的状态，易诱发血栓。

6. 活动不足

久坐、久站或因病情需长期卧床制动等情况，导致血流速度缓慢，是血栓形成的高危因素。

7. 家族史或既往史

遗传性的凝血基因异常，或既往发生过血栓的病史，都会增加血栓形成的风险。

三、预防血栓，我们该怎么做？

1. 积极治疗相关疾病

积极治疗可能引发血栓的疾病，如高血压、高血脂、糖尿病、肺心病及感染等，及时就医，不可轻视。远海执行任务的过程中，对环境的不适应也会影响到我们的身体各项指标，要做好日常血压、血脂、血糖指标的监测，早发现、早治疗。

2. 科学饮食

我们的日常饮食应保证营养均衡，减少高胆固醇、高脂食物的摄入，保持低盐、低脂的清淡饮食，戒烟酒，多喝水。作为远海执行任务的人员，由于所处环境的特殊气候和工作条件，要维持身体机能的平衡，水分和维生素 C 的摄入更加重要。多食含有丰富的维生素 C 及粗纤维的蔬菜、瓜果，能有效降血脂、抑制胆固醇的吸收，大量水分能够稀释血液，冲刷血管，降低血液黏稠度。

3. 适当运动

平日要避免长期久坐、久站，适时活动四肢、拉伸放松，适当的运动能促进血液循环，减少血栓发生的可能，年长者也可以选择如步行、打太极、慢跑、游泳、舞剑等锻炼方式。如果是特殊原因需长期卧床的人群，如患疾病、术后患者，要遵医嘱定期改变卧位，进行床上踝泵运动的锻炼。又如任务人员需要长时间站岗，频繁进行体能训练的特殊性，休息时可以多按摩下肢，拉伸放松，睡觉时将腿垫高、温水泡足等皆可利于血液循环。

4. 物理预防

对于深静脉血栓形成的高危人群，可以在医生指导下穿着梯度压力袜。

5. 药物预防

具有高危因素如肥胖、高血脂的人群，要及时就医，可在医生指导下使用阿司匹林、氯吡格雷等抗血小板聚集的药物，服用利伐沙班等抗凝药物进行预防。需要注意的是，务必要遵医嘱坚持服药、定期复诊、监测凝血指标等，不可自行间断服药或是自行更改剂量，否则对我们有害无益。

（徐　岚）

第十二章　各种问题的及时应对

在远海环境下，晕船、暴晒、失眠等各种情况接踵而来，潜移默化的影响着自己的情绪，你是否因为这些问题而苦恼呢？本章节将为大家解决这些问题，希望你们乘风破浪，以积极乐观的心态面对每一天！

第 1 节　如何缓解视疲劳

蔚蓝海空，赤色岛礁，蓝绿分界线，蓝白海魂衫，浪花与战舰，祖国的南疆，你持着冲锋枪，我盯着雷达屏，若有敌人犯，定叫阴魂散！这是一位守礁同志写的诗，从诗中可以看出这是一位雷达兵，常年盯着屏幕。

难免眼睛很酸、总想流泪、有异物感、有时候很干又痒、盯一会就很累……

你的眼睛有没有出现这样的"不适感"？

当眼睛感觉"累"时，其实就是在提醒：眼睛已经被"过度使用"了，要记得爱护好它！

什么是视疲劳（图 2-12-1）？如果我们高强度、长时间用眼，视觉在超负荷工作之后出现的一种持续衰弱状态，即称为视疲劳综合征。

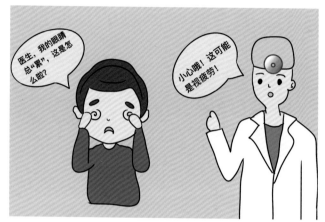

图 2-12-1　视疲劳

一、什么是视疲劳？

视疲劳不是一种独立的眼疾，而是由各种原因引起的一组疲劳综合征。一旦我们"过度用眼"，过度地使用了眼的调节能力，眼睛的疲劳状态很快会随之而来。

二、视疲劳发生的原因有哪些？

1. 眼部问题

近视竟然也和视疲劳有关？屈光不正（包括近视、远视、散光）是视疲劳的主要发病原因之一。我国是近视大国，近视率节节攀升，如近视后没有正确矫正、眼镜配戴不合适等，都可能引发视疲劳。眼部问题包括屈光不正；视功能障碍，如双眼运动功能失调，调节功能障碍，追随运动和扫视运动失调等；眼部疾病如干眼症、上睑下垂等；随着年龄增长人眼的调节力自然下降。以上眼部问题都可以引起视疲劳。

2. 环境因素（图 2-12-2）

环境变化，我们越来越多的人被视疲劳"盯"上了。因为，无处不在的电脑、手机，越来越长时间的电子屏幕操作，都极易让视疲劳找上门来。一些环境因素如照明不足、长时间近距离工作、长时间使用电子产品工作等，多易引起视疲劳。

3. 其他因素（图 2-12-3）

人的身体是一个整体，眼睛的疲劳状态会引发身体的不适如头疼、恶心。同样的，个人的精神状态，全身的问题如更年期综合征、神经官能症、颈椎综合征、干燥综合征早期、病灶感染、体质虚弱等都可能影响到眼睛，出现眼睛的视物疲劳。

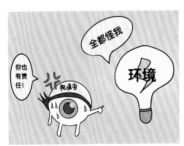

图 2-12-2　环境因素

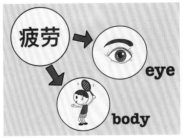

图 2-12-3　其他因素

三、缓解视疲劳有哪些办法呢？

对很多人来说，长期长时间的近距离工作，就连业余生活也被手机电脑完全占据，户外运动时间越来越少……这正是视疲劳日益增长的罪魁祸首。而现在，我们知道了视疲劳的主要发生原因，就可以在日常生活中注意，不让眼睛变得那么"累"啦！

（1）看屏幕每半小时就让眼睛休息一下，以及可以看近、看远反复几次，交替视物让眼睛放松。

（2）不被手机电脑"绑架"，每天每周有户外活动的时间，如打球、跑步等运动对眼睛是有益的。

（3）有近视、远视、散光，要去正规医疗机构验光配镜，并且每年复检一次，确保眼镜佩戴正确舒适。

（4）平时看书的时候，需要有足够的照明，台灯如果不够亮，就再开一盏大灯。

（5）在家时可以通过毛巾热敷的办法，促进眼部血液的循环。

（6）人工泪液可以起到滋润眼睛的作用，从而缓解疲劳、干涩的症状。推荐使用不含防腐剂的人工泪液。

（7）七叶洋地黄双苷眼液具有调节睫状肌，缓解视疲劳的功能，强烈推荐。

（8）日常生活里，我们还可以多吃一些富含叶黄素的食物，如西兰花、芥蓝、菠菜、芦笋、玉米等，帮助眼睛抗氧化、抵御电子产品对眼健康的威胁。

（9）熟悉自己的身体，做身体检查的时候也做一次眼科常规检查，如果眼睛"累"了，眼科医生自有办法。

（顾　操）

第 2 节　如何预防晕船

晕船，是指人们由于乘船出现的头晕、恶心、呕吐、皮肤苍白等一系列症状，属于晕动病的一种分型。在海上航行出现的晕动病，称为航海晕动病。严重晕船可能会影响任务人员的体能与认知能力，导致非战斗减员。在通过风浪大的海域时，船上人员几乎 100% 都会出现晕船。

一、晕船是怎么回事？

人体大脑主要依靠前庭、视觉和本身感受系统来感受和控制平衡。

人体的内耳中有前庭末梢感受器（图 2-12-4），主要由三个半规管和球囊、椭圆囊构成，球囊和椭圆囊统称耳石器，主要用于感受人体各种位置、速度等。当人体大脑的运动指令和感觉反馈不一致时，就会产生冲突导致晕动病的发生。

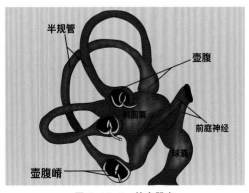

图 2-12-4　前庭器官

比如，一个人在船上，他眼睛看到船舱内都是相对静止的，他的视觉系统就向大脑传递静止的信息，但是他的前庭系统却感受到船体在摇晃，于是向大脑传递运动的信息，这样大脑就收到了冲突的信号，使人体产生头晕、恶心等晕动病的症状。

二、造成晕船的因素有哪些?

远海任务人员因其独特的工作和生活环境易产生心理问题，而造成晕船的主要因素分别来自心理、机体和外界三个方面。

1. 心理因素

（1）恐惧感：海上航行时，带有恐惧心理的人当遇到运动刺激及视觉刺激时更容易发生晕船。

（2）预期焦虑：预期自己发生晕船及晕船反应重的、容易受别人恶心呕吐影响的人更容易发生晕船反应。

（3）人格类型：性格活泼开朗的人晕船反应发生率低，反之，晕船发生率高。

（4）自我效能感：个体自认在很大程度上没有能力应对晕船即应对晕船自我效能感低的人，晕船发生率高。

2. 机体因素

机体本身的条件也是影响晕船的重要因素之一。环境的变化明显影响着人体的生理功能，有时甚至需要强健的体质才能够在短时间内适应环境的变化。一般情况下，体质弱、疲劳、睡眠不足或患有急慢性疾病者特别是患有五官科、神经科疾病或前庭功能障碍的人员，晕船发生率明显高于健康状况良好者。女性晕船发生率高于男性，且经期和怀孕期晕船发生率增加。

3. 外界因素

（1）海况：海况是晕船的主要因素。风浪持续时间、海浪和涌高的大小直接影响晕船的发生率。

（2）舱内环境：舱内的温度、湿度、噪声、振动等也是诱发晕船的重要因素。通常情况下，同一船上舱内人员晕船发病率明显高于舱面人员，这是因为船舱内通风条件差、空气质量差、噪声振动强、温度和湿度高，可导致舱内人员产生不适感，出现头晕、耳鸣、供给失调等症状，致使机体抗晕能力下降而使晕船发生率增加。

（3）饮食：晕船所引起的症状大多为胃肠道功能失调，因此饮食亦影响晕船的发生。船上工作时食用油腻、油煎、油炸食品和易产生酸气致反酸、唾液增多的甜食，及过饱过饥都易导致晕船发生。

三、晕船的表现有哪些（图2-12-5）？

根据晕船的轻重表现可分为轻度、中度和重度。具体到每个人，表现出的症状的多少和严重程度不尽一致，主要与受到的运动刺激、视觉刺激的强度及个体对刺激的耐受程度有关。

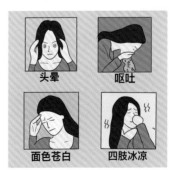

图2-12-5　晕船表现

1. 轻度晕船

轻度晕船者主要以恶心、呕吐等胃肠不适表现为标志，伴有疲乏、眩晕和嗜睡等症状。

2. 中度晕船

中度晕船者不仅有胃肠不适等症状，呕吐可反复出现，部分人员伴有视物模糊、前额剧痛等症状。

3. 重度晕船

重度晕船者上述症状程度加剧，由于连续呕吐，可导致失水和电解质紊乱。由于体力消耗较大，需经几天才能完全恢复，期间不能行海上劳动作业。

四、晕船的症状会持续多久？

不同晕船程度的人对晕船适应能力是不一样的。轻度和中度晕船者适应性较强，随着航行时间延长，晕船症状明显减轻或消失，但重度晕船者随着航行时间的延长症状减轻不明显。随着颠簸、摇晃刺激时间的延长及强度的加大，晕船病症状的持续时间也会延长。连续刺激数天至数周后，大部分人会产生适应，其症状会逐渐减轻甚至消失；少数人则难以适应，只要船只航行，病症就一直存在。

五、如何预防晕船？

1. 心理干预

通过自我心理调节，或受他人帮助进行心理调节，减轻焦虑和抑郁，消除紧张情绪和应激状态。

（1）认知行为疗法：通过心理咨询方式暗示"晕船是一种正常保护性反应"，使受训者逐渐适应环境，建立"有能力战胜晕动环境"的信心。

（2）生物反馈放松训练：学会一系列的放松技巧，包括渐进性肌肉放松法，腹式呼吸技巧和放松想象等。

2. 适应性训练

适应性训练是在能造成晕船的一定风浪或模拟晕船条件下进行训练，促使晕船症状消失或减轻，包括陆地抗眩晕训练和海上适应训练。陆地抗眩晕训练项目有浪木、滚轮、旋梯、模拟船舱等；海上适应性训练包括游泳技能训练、驻船训练等。

3. 增加海上航行次数

多参加航行任务，使神经系统产生适应，增加抗晕能力。

4. 中医手法

防晕腕带通过按压心包经的内关穴（图 2-12-6）来预防晕动病，给予该穴位持续强烈的刺激可以产生显著的抗晕动病效

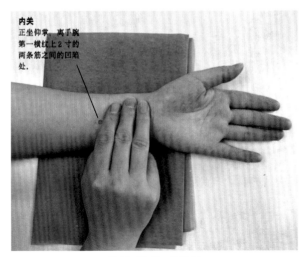

图 2-12-6　内关穴

果。中医针灸采用健脾醒脑针刺法（针刺百会、四神聪、内关、足三里、合谷穴），通过化痰降逆、疏通气血、醒脑宁神的穴位组合，改善晕动病患者的易发体质，降低发病率及复发率。

5. 药物预防

常用抗晕药物有异丙嗪、苯海拉明、茶苯拉明、东茛菪碱、安定片等，需在医生指导下使用。如果没有以上药物，可以服用姜粉姜片，也可将姜片贴于肚脐眼、内关穴等或者风油精、清凉油外涂穴位进行预防。

6. 其他

航行前，保证足够睡眠；航行前切忌空腹，也不可吃过饱；停止看手机、看书等行为，专注于看地平线或远处的静止物体；尽量靠在座椅靠背上，保持头部不动；保持空气流通。

六、发生晕船了，我该怎么办？

（1）发生晕船后，一定要选择在运动刺激最小的位置，闭目平卧或半卧位，头部抬高固定；尽量减少头部和身体的动度，保持水平视线，避免视觉反复变换目标。

（2）发生晕船并呕吐时，迅速将晕船者移至空气流通处，闭目平躺或侧卧，松解衣扣，张口深呼吸；用姜片、十滴水、风油精或清凉油按摩合谷、内关等穴位；用生姜、陈皮煮水喝；必要时口服乘晕宁、安定等抗晕药物治疗。

（3）症状重者应暂停进食并远离不合口味的食物，待症状稍缓解后，先进食少量温开水、淡盐开水、水果、牛奶，再由稀到稠逐渐过渡，粥类是良好选择，做到少量多餐。

（4）有呕吐剧烈、脱水和低血压者，应静脉补充液体和电解质。

（5）随船医生还应密切关注晕船者症状和生命体征，及时发现及时处置。

（胡文琳）

第 3 节　烈日炎炎，一起防晒

太阳带来光明、能量、温暖和生机，让大地万物得以繁衍生息。但是，远海常年烈日炎炎、无处不在的阳光带来的紫外线不仅使人晒黑，更使皮肤相关病变偷偷发展。你是否被晒怕了呢？大家都知道远海环境下紫外线较强，但对于紫外线，你有了解多少呢（图 2-12-7）？

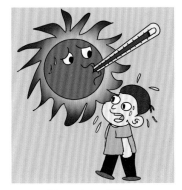

图 2-12-7　晒怕了

一、什么是紫外线？

紫外线（Ultraviolet，UV）属于电磁波，在真空中紫外线的波长处于 10 ~ 400 nm。根据波长，紫外线分为近紫外线（低频，UVA）、远紫外线（中频，UVB）、超短紫外线（高频，UVC）

和极紫外线（超高频，EUV）。其中，UVC 和 EUV 在经过地球表面同温层时被臭氧层吸收，不能到达地球表面，而接触到我们的 UVA 会引起皮肤晒黑、老化，UVB 会引起皮肤红肿、水泡，长久照射会引起皮肤炎症、长斑，甚至皮肤癌。因此对紫外线，我们必须引起重视。

二、怎样保护好皮肤，避免紫外线损伤？

紫外线虽然无处不在，但是做好防晒措施，就可以大大减轻紫外线对人体的伤害。防晒主要分为两大类：硬防晒和软防晒。

1. 硬防晒主要靠"遮"

通过穿长袖、长裤衣物，戴帽子、撑伞，阻止紫外线的直接照射，虽然这样热了些，但是能高效、直接地避免晒黑、晒伤。

2. 软防晒

通过涂抹防晒霜将紫外线散射或吸收，避免紫外线直接接触皮肤。

防晒霜通过对光的吸收、反射或散射作用，保护皮肤免受紫外线的伤害。防晒霜应根据不同的使用环境和需求选择。在高原、海滩、夏日阳光下等紫外线强度较大的地方活动时，防晒霜需要选择 SPF 50 以上，PA 三个 + 以上。在室内或阴天等阳光不强烈的时候则挑选 SPF15，PA+ 的防晒霜。如需接触水则选择有防水功能的防晒霜。防晒霜使用时需要涂够量，而且并不是出门前涂好就一劳永逸，在户外时间较长或是大量流汗都需补涂，建议 2～3 小时补涂一次。

三、防晒措施有哪些？

世界卫生组织提出紫外线指数这一概念来表示日光紫外线强度，范围 0 ~ 11+，最高值没有上限，数值越高表示对皮肤和眼睛的伤害越大。针对不同紫外线强度使用不同的防晒方法能够使我们的防晒效果事半功倍。防晒措施主要包括规避性防晒、遮挡性防晒和防晒霜防晒。

1. 规避性防晒

一般来说中午紫外线指数最高，海边沙滩、雪地、城市高层建筑的墙面或玻璃都会反射紫外线，增加紫外线指数值。因此防晒最重要的就是躲避紫外线指数高的时间和地点，如阳光大时，可以选择走在树木或建筑物的阴影里。在夏季太阳最大的时候避免不必要的出门。

2. 遮挡性防晒

遮阳伞、帽子和衣物等织物均可直接遮挡日光。深色衣物的遮挡效果比浅色的更好。此外，人眼作为感光器官，当眼睛收到紫外线的损伤会引起角膜炎、视网膜炎、晶体混浊，甚至导致眼底黄斑变性。应佩戴防护全部紫外线的遮阳镜。

3. 防晒霜防晒

只有当我们充分了解紫外线的危害和防护方法，我们才能够在太阳下、在海滩边愉快地玩耍。即使烈日炎炎，也可以舒服地、美美地、健康地度过炎炎夏日。

（何潇敏）

第4节　各种血型，重新认识一下

身为一名远海任务人员，了解自己的血型非常重要，以备不时之需。对于血型(图2-12-8)，除了大家平常说的A型、B型、AB型和O型，你还了解多少呢？

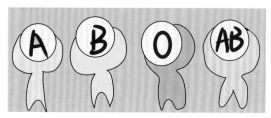

图2-12-8　血型

一、什么是血型?

血型是指一类存在于血细胞、血浆蛋白上的抗原物质，是一种遗传性状，可终生不变。目前公认的血型系统有43个，人们熟知也是与临床关系最密切的红细胞ABO血型系统及Rh血型系统。

ABO血型是根据红细胞膜上是否存在抗原A与抗原B分成4种：A型（有抗原A）、B型（有抗原B）、AB型（有抗原A和抗原B）、O型（无抗原A、无抗原B）。

人的红细胞上具有与恒河猴同样的D抗原时称为Rh阳性血型，不含有此种抗原则称为Rh阴性血型。在我国汉族和大部分少数民族的人民中，Rh阳性约占99.5%～99.7%，而Rh阴性约占0.3%～0.5%。

所以，单纯从 ABO 血型系统和 Rh 血型系统来讲，血型一共有八种（图 2-12-9）。

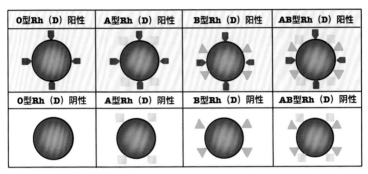

图 2-12-9　血型分类

二、你能接受的输血血型有哪些？

血型不同随意输血，可能会引起红细胞凝集和溶血反应，严重时可危及生命。必须要输血时，在有条件的情况下，首选同型血液输注（表 2-12-1）。

表 2-12-1　输血原则

某人的血型	可接受的血型		可输给的血型	
	首先	次选	首选	次选
A	A	O	A	AB
B	B	O	B	AB
AB	AB	A、B、AB、O	AB	无
O	O	无	O	A、B、AB、O

三、不同血型的身体特点、易患疾病和饮食运动注意事项

1. A 型血

（1）身体特点：比较灵巧，忍耐力较强，所以平时不会经常受到疾病困扰；此外 A 型血的人自我控制能力很强，当处于高压状态下，身体能迅速地将肾上腺皮质激素的含量恢复到原始状态，这样就不会因压力大而令身体变差。不过 A 型血人的免疫力相对于其他血型的人来说比较弱，容易出现斑秃现象。在秋冬季节要多做运动，注意饮食，提高身体的抵抗力。

（2）易患疾病：经医学统计，A 型血的人比较容易患沙门氏菌疾病、流行性感冒、风湿病、心肌梗死、慢性酒精中毒等。医学研究证实，A 型血型与某些消化道癌症，如胃癌、食道癌等也有着密切的关系，因此 A 型血的人如果有腹痛、饱胀不适、消瘦、食欲减退、呕吐、便血等症状，应尽早就医诊治。

（3）饮食运动注意事项：宜多吃素食，多做瑜伽。A 型血的人对蔬菜类食物的吸收能力很好，而对于动物性食品的吸收就较慢，所以建议多吃素食及天然未经加工的荞麦或糙米，减少肉食及牛乳类的摄取量，才能真正增强免疫系统功能，有利于促进新陈代谢增强肠道蠕动。除了饮食之外，A 型血的人也不适合做剧烈运动，建议可选择瑜伽、气功、军体拳、太极拳等运动，常常静坐、冥想，可使心平气和，有助于保健身心。

2. B 型血

（1）身体特点：具有强大的消化功能和适应能力，无论食肉类或蔬果类食物，均能快速适应，且新陈代谢的速度亦较快。

（2）易患疾病：抵抗力较差，容易患流行感冒、红斑狼疮、骨病、泌尿生殖系统、关节炎、结核病、口腔癌、乳腺癌等疾病。

（3）饮食运动注意事项：B 型血的人容易吸收动物蛋白质，可多吃鱼、猪肉、牛肉和羊肉，鸡肉不宜多吃。中草药对 B 型血的人尤其重要，其中以甘草为佳，有助于增强自身免疫系统功能，起到抗病毒和帮助调节血糖含量的作用，更可舒缓慢性疲劳综合征。运动方面，建议多做中等强度运动，如军体拳、太极拳、乒乓球或每天快步走 30 分钟，效果都很好。

3. O 型血

（1）身体特点：普遍拥有强健的消化机能，天生具有对抗感染的防御系统。吸收能力亦特别强。O 型血的人平时不容易生病，而且平均寿命也明显较其他血型的长。

（2）易患疾病：胃溃疡、十二指肠溃疡、肝硬化、胆囊炎、哮喘等疾病。

（3）饮食注意事项：多以橄榄油作烹调，平时需吃少量肉类，建议每星期可吃三次全瘦的肉类，并以含 OMEGA 的食油，如橄榄油、亚麻籽油、南瓜子油作烹调。不建议长期吃素，身体不能吸收到免疫和自愈系统所需的全部营养，反而容易生病。运动方面，适合军体拳、武术、踢足球、打羽毛球、快步走等。

4. AB 型血

（1）身体特点：AB 型血是地球上最晚出现的血型，但拥有 AB 血型的人却不断增加，由此可见 AB 型血的适应能力很强，而且它同时含有 A 型血及 B 型血两种抗原及双重特性，在某种程度上来说，即等同拥有两种血型的优点。

（2）易患疾病：据统计 AB 型血较容易患上的疾病包括急性呼吸道疾病、病毒性肝炎、糖尿病、过敏性哮喘、胆固醇过高等。另外，据统计 AB 型血的人较易患上精神分裂症，并有遗传性倾向。

（3）饮食注意事项：宜少吃多餐。AB 型血的人既适应动物蛋白也适应植物蛋白，其消化系统较为敏感，所以适宜少吃多餐。平时应尽量少吃海鲜、羊肉等，避免过敏性疾病的发生，任何种类的五谷杂粮都可以吃，记得要用蒸或煮的方式，避免油炒。橄榄油有助于降低胆固醇，有效排出毒素，可大大减低心脏病的患病率。广播操、呼啦圈这种简单的运动，既可以燃烧脂肪、促进血液循环同时亦可增强身体的新陈代谢能力，每晚睡前两小时不妨多做。

（鲍丽龙）

第 5 节　静夜里的呼噜声

在某次远海任务过程中，小王苦不堪言，同寝室的小李每晚入睡后都会鼾声如雷。不仅小王纳闷，小李更是百思不得其解，为什么他会一直打呼噜（图 2-12-10）？众所周知，睡眠是人类不可缺少的一种生理活动。一个人的一生中，睡眠占了近 1/3 的时间，睡觉的质量与人体健康有着密切关系，由此可见睡眠对每一个人是有多么重要。深夜里我们经常会听到别人的呼噜声，但常常打呼噜的人都不知道自己有这种现象。长期打呼噜会让人感觉白天犯困、无精打采、记忆力减退、晨起

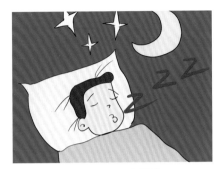

图 2-12-10　打呼噜

口干等，长此以往，不仅影响到其他人的睡眠，对自身也会带来严重的危害。

一、睡觉时为什么会打呼噜？

其实打呼噜是一种疾病，医学上称为睡眠呼吸暂停综合征。其发生的原因（图 2-12-11）主要有以下几个方面。

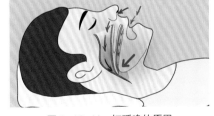

图 2-12-11　打呼噜的原因

1. 气道狭窄

很多人睡觉打呼噜的原因是因为气道狭窄造成的，如气道先天发育异常、鼻炎、腺样体肥大等，这些因素会造成气流不畅导致睡觉打呼噜。

2. 肥胖

夜间睡觉时肌肉松弛，加上肥胖人群往往颈部沉积过多的脂肪，易造成咽部堵塞、气流不畅，出现睡眠后打呼噜。

3. 不良的生活习惯

如吸烟、喝酒的人群更容易出现打呼噜的现象。

4. 过度疲劳

从事体力和脑力劳动的人群容易出现打呼噜，白天消耗过多的体力和脑力，睡眠中为了减轻疲劳，吸入更多的氧气，会不自觉地用嘴呼吸，使得软腭等软组织部分加剧震荡，引起睡觉打呼噜。

二、打呼噜有哪些危害？

打呼噜最主要的危害是缺氧，长期的打呼噜会造成不同程度的缺氧状态，主要表现是头痛，经常会感到疲倦、烦躁、甚至过度的嗜睡。有的时候说着说着话，吃着吃着饭就可以睡着。同时会出现记忆力的下降，思想不易集中、容易忘事，夜间会出现睡眠不好、经常憋气，而且晚上容易躁动、经常翻动、不容易进入深睡眠，影响睡眠质量。

长期缺氧如果影响到呼吸系统，会出现呼吸骤停。影响到心血管系统，会造成血压的升高、心跳的加快，引起心律的紊乱、心律失常，严重者可以造成心脏的停搏。如果长期缺氧还会造成脑血管的痉挛或者是狭窄，引起脑部缺氧，造成相应的并发症，甚至会出现脑卒中的症状。

三、如何预防打呼噜（图 2-12-12）？

1. 减肥

体重的减轻可以使打呼噜的症状得到一定的改善，对于脖子赘肉过多的人群效果明显。

2. 充足的休息和睡眠

一个良好的睡眠可以让我们的身体得到更好地休息，其实对于打鼾症也是同样的道理。如果我们由于工作或其他原因忙碌到深夜，从而导致我们的睡眠不足，那么当我们进入深度睡眠时，也同样容易由于肌肉的放松，而让打鼾症的情况更加严重，因此，我们应该形成良好的休息习惯，给自己一个充足的睡眠时间。

3. 避免药物滥用

睡前避免服用镇静、安眠药物，以免加重对呼吸中枢调节的抑制。

4. 调整睡姿

采取侧卧位睡姿，避免在睡眠时舌、软腭、悬雍垂松弛后坠而加重上气道堵塞。

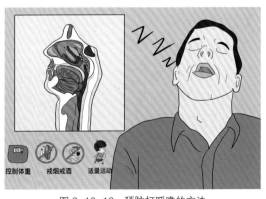

图 2-12-12　预防打呼噜的方法

（徐　立）

第 6 节　神奇的冥想

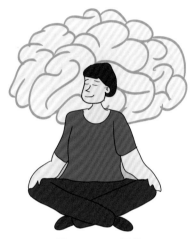

图 2-12-13　冥想

心理学上认为，冥想（图 2-12-13）是通过自我身心调节，建立一种特殊机制来影响个体心理过程的一系列有关练习。冥想是已被科研验证的一种简单有效的大脑训练方式，就如同健身的对象是身体一样，冥想的对象是我们的大脑。在远海作业中，不乏因为工作压力或是思乡之情出现焦虑紧张、心理郁结的情况，试试冥想，或许会发现这是一个自我调节的不二之选。

一、什么是冥想？

当我们说到冥想，会想到打坐或坐禅（图 2-12-14），甚至觉得它是一门虚无缥缈的玄学，但其实这是一种误解。冥想是一种能让人保持觉醒的训练方法，是一种很深刻的修行体验。冥想一词来源于梵文

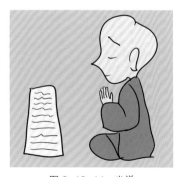

图 2-12-14　坐禅

的 "dhyana"，中文翻译成"禅"，最初源于古老的东方文明佛教文化。冥想是一组以正念技术为核心的练习方法，主要包括禅修、内观正念减压疗法、正念认知疗法、辩证行为疗法、接纳与承诺疗法等。

二、冥想有哪些益处?

1. 减轻压力

随着科学的进步，越来越多的研究证明，精神会对身体产生最深层次的影响。人在有压力时，机体会释放一种促进炎症的细胞因子，这会扰乱我们的睡眠，促进焦虑，影响血压，导致疲劳和思维混乱。通过冥想，能有效减少由压力和焦虑引起的身体炎症反应。

2. 提升专注力和记忆力

专注是所有冥想的基础，冥想建立于专注，专注力也可以通过冥想来提高。区别于日常我们对于某种兴趣的专注，冥想更纯粹，也能更快地应用于生命的其他领域中。面对远海的新环境、新要求，需要学习不少新知识并做到快速掌握和应用。通过冥想的练习，我们可以更好地把思维集中在需要学习或者做的事情上，一直保持专注，直到任务完成为止。专注力越强，记忆就能储存得越好，觉知力也会更强。

3. 控制焦虑，促进积极情绪

日常生活中的压力、焦虑、幸福或狂喜，这些情绪反应都来源于人脑中几百亿个神经元的化学反应。冥想就如一种头脑肌肉锻炼，通过不断地练习，可以让脑部发展出新的神经元连接，并治愈原有焦虑、无助感和痛苦等负面心理情绪。远海任务人员，面对不熟悉的环境和生活状态等，不可避免地会被一些负面情绪困扰。冥想可以让我们较少地被这些思绪所控制，简单地说，觉察自己的思绪，解放出来，并且观察它们，而不是被动接受负面情绪所造成的能量消耗。

4. 降低抑郁及疾病风险

目前，冥想被广泛运用于医学、心理学及教育等各个领域，尤其在应用于治疗各种原因引起的焦虑、抑郁上取得了良好效果。通过冥想，可以观察自己的经历，并学习如何评估，使其意识到疾病是可以控制的，具体问题或事件之间的关系是可以改变的，这是一种有意识的自我调节方法。此外，有研究发现，每天2次、每次20分钟的冥想训练，心血管病患者发病率、中风、死亡率可下降48%。

三、如何进行冥想？

1. 环境

首先，我们要选择一个安静的环境，室内或是空气清新的大自然，放松身体，注意呼吸，让整个人平静下来。远海任务人员，面对大海深呼吸，或许能更好地放松。

2. 姿势

冥想的关键不在于姿势，而在于集中的状态。只要选择一个自己舒适的姿势，舒展开来，站立、静坐，甚至是平躺都可以进行冥想。只不过在保持"打坐"的姿态时，背部挺直、端正头部，呼吸会更顺畅，有助于我们在安静的环境下更专注于自己的呼吸，集中精神，减少杂念。

3. 方法（图 2-12-15）

在我们模糊的认知中，冥想需要放空自己，但这不是指发呆或催眠，它涵盖身体感官、动作、认知、感受、行动等多方面，找到适合我们自己的路径，放大冥想带来的力量。冥想时也可以配上适合自己的音乐，以达到更好的效果。下面是一些常用的冥想训练技巧。

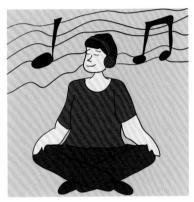

图 2-12-15　冥想的方法

（1）数息法：将注意力集中在呼吸上，在自然地一呼一吸之间计数，从 1 数到 5，从 1 数到 10，然后循环往复地从头再来，有时候你会发现自己不知不觉数得越来越多，这是走神的一个征兆，此时回到 1，是非常好的自我提醒，能训练并提升专注力。

（2）呼吸法：在瑜伽中有一套发展成熟的呼吸法"Pranayama"，从腹式呼吸到屏息法都是极好的练习方式。

（3）觉察法：观察环境，可以是声响、气息、冷暖、四肢的接触等，在黑暗中细细观察四周，静下心来，放松自己。

（4）可视化练习：可视化练习是全世界最顶尖运动员都在使用的一种方法，通过在脑海中重复动作的练习，达到肌肉与意识记忆的效果。在冥想中可以通过幻想阳光、雨水等进入专注。

（5）反思法：在冥想开始前准备一个问题，可以是一些人类最基本的问题，生命是什么？幸福是什么？什么是道德？等。只是带着问题进入冥想，并不作出主动的思考。

4. 时间

冥想训练，重在坚持，哪怕是五分钟，也可以起到锻炼意志力，放松身心的效果。练习一段时间后，我们可以将时间延长至 15～30 分钟，视情况而定。只要记住，冥想的关键在于轻松，抛开一切紧张的情绪，寻找自己内心的平静力量。

（徐　岚）

第7节　积极心态，微笑前行

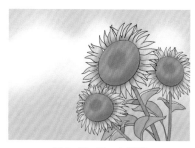

图 2-12-16　向日葵

远海生活和工作的方方面面容易让大家长时间处于心理应激状态，继而引发一系列生理、心理等情绪问题。关键在于我们以怎样的心态去面对这些困难，乐观的人总能看到生活中好的一面，从容面对一切问题，坦然接受现实，从不消极埋怨，积极地用微笑去面对现实生活，希望我们都能像向日葵（图 2-12-16）一样向阳而生，微笑前行。

一、什么是积极心态？

主要是指积极的心理态度或状态，是个体对待自身、他人或事物的积极、正向、稳定的心理倾向，它是一种良性的、建设性的心理准备状态。在面对工作、问题、困难、挫折、挑战和责任时，从正面去想，从积极的一面去想，从可能成功的一面去想，积极采取行动，努力去做，也就是可能性思维、积极性思维、肯定性思维。积极心态是指引我们心灵的灯塔（图 2-12-17），是一种生活态度，是阳光般地把生活中的一切当作一种享受的过程。

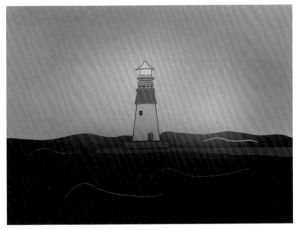

图 2-12-17　灯塔

二、在远海环境下，我们如何保持积极心态？

在远海环境下执行任务，远离家人和朋友，让我们不免会有孤独、失落、委屈、挫折，如何保持积极的心态非常重要，怎么从这些不如意中寻找使自己快乐的法门呢？首先可以通过运动来获得良好的情绪，我们在运动时身体会释放出一种多肽物质——内啡肽，它能使我们获得愉快、兴奋的情绪体验，因此参加体育锻炼，尤其是参加那些自己喜爱和擅长的体育锻炼，可以使我们从中得到乐趣，振奋精神，从而产生良好的情绪状态；其次保持乐观心态，乐观心态是指对待事物的变化所具有的积极向上的人生态度，人生会遇到许多难以预料的事，在这些事物面前，我们应当正面对待，多往好的一面想并为此而努力，具体做法如下。

1. 练习瑜伽

可以每天抽空练习瑜伽 30 ~ 60 分钟，瑜伽不但可以提高体内神经传递物质的水平，还可以缓解焦虑急躁，使人更加自信，从而达到改善情绪，净化心灵。

2. 坚持跑步

跑步不但对身体健康有好处，而且对我们的心理健康也有着不同的调节作用，在跑步的时候，我们的脑部会分泌出一种可以带来快乐情绪的物质。

3. 经常游泳

游泳是一项高速减肥的运动，水温比空气温度要低，我们在水底下要消耗更多的热量，不但能帮助我们减肥，还能帮助我们调节心情。

4. 学会控制自己的情绪

不要老是生气、发脾气，当一个人在发脾气的时候，连呼吸都是沉重的，没有朋友愿意忍受这样的自己，我们又谈何开心，所以保持乐观的第一步就是学会控制我们自己的情绪。如果实在忍无可忍时，先深呼吸几下，闭上嘴巴，一个人静一静，让"情绪的子弹"飞一会儿。

5. 学会保持一颗快乐的心

心里有阳光，雨天也浪漫，心里下着雨，晴天也遭罪。人生快乐不快乐看心情，心情好不好看心态，心态好不好看修炼。快乐的人身边感觉总是不乏家人和朋友的关心关爱，但其实快乐的人不是没有痛苦，而是修炼了一颗强大而快乐的心。

6. 学会放松自己

保持充足的睡眠，保持对生活的激情和新鲜感，积极有效地调节情绪，保持积极健康的生活态度，在繁忙的任务中放松自己，放飞心情。

7. 学会微笑

微笑是这个世界上最美的明信片和通行证。一个爱笑的人，会让我们感到他的自信、友好，同时这种自信和友好也会感染周围的人，会让大家都油然而生出友好来，使大家亲切起来。正如一句谚语所说："一副好的面孔就是一封介绍信。"微笑，将为我们打开友谊之门，发展良好的人际关系，建立乐观、积极的心态。

8. 积极的心理暗示

人生不如意之事十有八九，我们可以有片刻的消极和不开心，但是不要让消极情绪存在太久，要积极地调整心态，保持乐观向上。不要老是给自己消极的心理暗示，有可能这些仅仅只是你暂时的想法，但它还会影响我们今后的生活，甚至影响身边同事的心情。

9. 学会不被别人消极的情绪影响

不让我们的消极情绪影响到他人，同时也不要让别人的消极情绪影响到我们。当他人的消极情绪传来时，我们可以开导他人，但自己不要陷入其中，毕竟那些消极情绪不是我们自己的，要学会禁止他人的消极情绪摧毁我们的好心情，让自己生活在春暖花开之中。

10. 学会拥有感激的心情

感激的心情与我们的积极心态有很大关系。心理学研究显示，把我们感激的事物说出来和写出来能够扩大我们的快乐。感激我们健康地活着，感激我们是自由的，感激我们还有一个美好的未来，感激家人、朋友、同事、战友们赠予我们的一切。

11. 学会朝好的方面想事情

有时，我们由于碰到自己所无法控制的局面变得焦躁不安。这样的情况下，我们应面对现实，然后设法创造条件，使之向着有利的方向转化。此外，我们还可以把思路转移别的事情上面去，可以回忆过去开心的往事，减轻自己不安的状态，让自己心情愉悦起来。

12. 学会善良

积极乐观的人是善良的，因为善良，所以对他人就更显得宽容和仁慈；积极乐观的人喜欢看到生活中、人性中美好的一面，更能体谅和原谅别人的那些消极情绪。所以很多时候，别人对我们的不友善或者抵触，我们都要一笑置之，不去计较，保持我们的宽容善良。

13. 学会满足

珍惜现在自己所拥有的东西，不要等失去的时候才想起现在的好，不要老是羡慕别人的生活，说不定别人还羡慕我们的生活，即使生活可能不如意，也要学会享受生活，发现生活的美，知足才能常乐。

14. 学会接受现实

当我们面对自己不愿意做的事情，但这件事又必须得做或者无法拒绝的时候，要学会坦然接受，以乐观的心态去完成这件事；当我们做错一件事情的时候，也不要老是计较之前的过失，因为已经成为现实，我们可以尽自己最大的努力挽回，但是不要让自己不开心太久。

15. 学会用心感悟

有时候我们总觉得自己是天底下最不幸的人，谁都比自己强。其实，事情并不是这样的，也许我们在某方面是不幸的，但在其他方面依然是很幸运的。就像上帝把某人塑造成矮子，但却给他一个十分聪颖的大脑。请记住一句风趣的话："我在遇到没有双足的人之前，一直为自己没有鞋而感到不幸。"生活就是这样捉弄人，但又充满着幽默，想到这些，我们应该感到轻松和愉快了吧！

三、让我们一起微笑前行

我们这一生总有太多的东西，干扰着我们的心。无论处于什么样的环境，承担什么样的任务，面临什么样的困难，唯有拥有积极的心态，乐观的精神，才能找回自己，不迷失方向，进而忠于自己。学会简单知足，活好当下，活出自己，珍惜每一天，开心每一天，让我们一起努力，微笑前行，让人生路上充满鸟语花香，相信一定会拥有更美好的明天！

（张　闯）

第8节　压力压力，离我远去

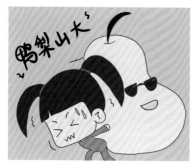

图 2-12-18　压力

"压力"（图 2-12-18）也被称为"应激"，是个体身心感受到威胁时的一种自然反应，是个体防御和应对的过程。随着走向"深蓝"的持续深度发展，高温、高湿、高磁场、高浓度有害气体、风浪大、颠簸复杂的海洋环境，空间狭小、空气流通受限、卫生条件限制等艰苦的舱室环境，人际交往不畅、工作压力大等给队员们带来极大挑战，严重危害精神心理健康。

一、压力有哪些表现？

机体在压力状态下会出现系列生理及心理反应。

1. 机体功能紊乱

持续压力状态可导致口腔溃疡、突发性耳聋、皮肤湿疹、生理周期紊乱、出汗、心悸、尿急尿频、全身无力等自主性神经功能障碍，加剧原有基础疾病。

2. 焦虑

是人们对即将到来的，可能会给机体造成危险或需要做出极大努力去应对的情况等所产生的情绪反应。主要表现为害怕、不安、痛苦等基本内心体验，坐立不安、来回走动等精神运动性不安。适度焦虑可帮助个体更好地适应，但严重或持续的焦虑，则会对身心健康造成不良影响。

3. 睡眠障碍

表现为睡眠质量不正常以及睡眠中出现异常行为，如入睡困难、浅睡、易醒、早醒等。

4. 无助感

一种无能为力、无所适从、听天由命、被动挨打的行为状态。易产生自怜行为，对自己怜悯惋惜，其中也包含对自身的焦虑和愤怒等。严重者甚至可产生自杀等可怕的想法。

可以询问自己：近期是否有腹胀不适、食欲下降？是否容易便秘？是否皮肤暗黄、发灰？如果回答"是"，那么你很有可能面临着较大的压力。

二、压力会给机体带来哪些影响？

适度的压力或应激，有利于机体适应环境，可提高机体的警觉水平，动员机体内部的潜能，使机体保持警惕和清醒，以应对环境变化及挑战。但是如果压力持续时间过长或应激状态过于强烈，超出了个体的应对能力，就会破坏机体稳态水平，损害身心健康，严重者会造成身体及精神疾病。

三、如何缓解和释放压力（图 2-12-19）？

1. 深呼吸放松技术

深呼吸可通过增加肺活量而改善心理疲劳，缓解不良情绪，其一般形式为"深吸气—保持 1 秒—再呼气"的腹式呼吸法。

首先，请你选择一个舒适的姿势，可坐着或躺着，你可以睁开眼睛，也可以闭上眼睛，当你闭上眼睛时，不要受周围环境的影响，当你舒服的姿势坐好（站好、躺好）后，请双脚分开与肩同宽，双手掌心微向前或向上放在身体的两侧，轻轻闭眼，用鼻子自然吸气，感觉气体充满你的胸腔，保持 2 秒钟；然后用嘴巴慢慢地、轻轻地吐气，吐气的时候把注意力放在双肩上，注意一下你双肩的感觉，让双肩这种下沉的、放松的感觉蔓延到你身体的更多部位；接下来，重复进行这样的深吸气、慢慢吐气的循环，你可以适当地每次吸气、吐气都比上一次多一点点，慢慢地加深自己的呼吸，更多地感受双肩下沉、身体放松的感觉，每次你可以根据自己的情况做 5～10 分钟的深呼吸放松。

2. 冥想放松技术

营造一个舒适、安静的环境，避免一切可能会分散你注意力的东西。穿着宽松柔软的衣物，选择一个自己放松且稳定的姿势，闭上眼睛，保持简单而自然的呼吸，将注意力集中在呼吸和随呼吸引起的身体运动上。如有其他念头升起，应迅速将注意力拉回至呼吸上。

3. 肌肉放松技术

选择一个安静的场所，先使肌肉紧张，保持 5～7 秒，随后，快速使肌肉彻底放松，充分感受肌肉紧张和松弛的变化。可按照以下顺序：优势手、前臂和肱二头肌，非优势手、前臂和肱二头肌，前额，眼，颈和咽喉部，肩背部，胸，腹，臀部，大腿，小腿（脚尖向上、脚尖向下），脚（内收外展）依次放松肌肉，达到身体和心理的双重放松。

4. 自我宣泄

在空旷或封闭的空间里，放下防备，大声喊叫等适当宣泄情绪。

5. 寻求专业帮助

当你无法使用以上方法缓解压力时，请立即寻求专业心理医生的帮助，尽快摆脱心理困境。

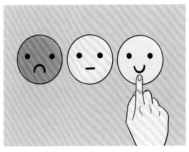

图 2-12-19　应对压力

（翁艳秋）

第 9 节　美好的一天，从深呼吸开始

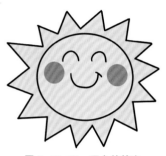

图 2-12-20　开心的笑容

远海环境下，因首次执行任务而产生的不确定感、远离家人朋友的孤独感等，无不萦绕心头。我们无法逃避，只能勇敢面对，选择相信自己，学会放松心灵，解除枷锁，用深呼吸和开心的笑容（图 2-12-20）开启美好的一天。

一、深呼吸对机体有哪些益处？

深呼吸是胸式呼吸和腹式呼吸联合进行的呼吸，能使人胸腹部相关肌肉、器官得到较大幅度的运动，吸入更多的新鲜空气，供给各脏器所需的氧分，加强血液循环，改善脏器功能，护心降压，缓解疲劳，放松情绪。

1. 锻炼呼吸肌，增强肺功能

适度的深呼吸可增加肺泡弹性，增强防御功能，吸入更多新鲜空气，排出机体多余二氧化碳，供给全身脏器所需的养分，增加脏器活力。

2. 预防呼吸道疾病

坚持深呼吸锻炼，能够增强机体的抵抗力，扩张血管，促进全身血液循环，降低血压，在一定程度上可预防呼吸道感染。

3. 改善心情，缓解紧张情绪

深呼吸能解除机体疲惫感，使机体充满活力，使绷紧的神经放松下来，减轻心理压力，使心情恢复平静，获得舒适的心理体验。

二、如何进行深呼吸？

1. 站立式深呼吸（图 2-12-21）

每天起床后、午休或临睡前，在空气清新处做深呼吸运动，深吸气时先使腹部膨胀，然后使胸部膨胀，达到极限后，屏气几秒钟，逐渐呼出气体。呼气时，先收缩胸部，再收缩腹部，尽量排出肺内气体。

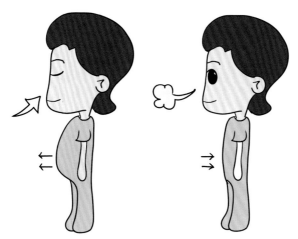

图 2-12-21　站立式深呼吸

2. 坐式深呼吸

坐在一个没有扶手的椅子上，两脚平放，使大腿与地板平行。背部伸直，手放在大腿前部。用鼻子进行自然的深吸气，腹部扩张，想象着空气充满了腹部，完全扩张胸部和肺部，感觉胸部正缓慢上升。想象空气正在腹部和胸部向各个方向扩张。通过鼻子缓慢地呼气。呼出时间比吸入时间长。呼吸至少1分钟，保持节奏舒缓，并使身体放松。

三、深呼吸每天做几次合适?

虽然深呼吸可以促进体内氧气及血液循环，对机体大有裨益，但不建议每天随时随地的进行深呼吸。深呼吸太频繁会导致呼吸次数减慢，进而使机体产生缺氧的感觉。因此，建议每天进行深呼吸 2 ~ 3 次，每次持续 3 ~ 5 分钟最为适宜。

四、深呼吸的注意事项

深呼吸要选择在空气清新的环境的进行，不要太早。频率一般维持在 8 次 / 分钟。在工作间隙能坚持有意识地做做深呼吸，还能增加脑供氧量，解除疲劳。慢性支气管炎、慢性支气管哮喘、肺气肿患者，经常做深呼吸锻炼，可改善肺部功能。但慢性阻塞性肺疾病患者不适合做深呼吸。其他疾病患者可在医生的指导下做深呼吸。

（翁艳秋）